圖解版

有趣到睡不著

體脂肪

監修

橫濱土田醫學診所院長

土田 隆

Takashi Tsuchida

晨星出版

前言

不曉得各位聽到「體脂肪」會想到什麼呢？如果是正在減重的人，或許第一個浮現的想法是「會危害身體的累贅之物」。但是，這樣的認知有失偏頗。因為脂肪相當於身體儲存營養的儲藏庫，而且還負責維持人體的體溫和充當保護墊，以免身體受到外力衝擊而受傷。對我們來說，是維持生命所不可或缺的重要之物。

話說回來，「體脂肪」原本就分為皮下脂肪和內臟脂肪，其囤積和消除的難易度也各有不同。

當然，只要體脂肪增加過量就會造成「肥胖」。基本上，扣除身體從飲食所攝取的必要營養素後，多餘的部分會當作體脂肪儲存起來。所以，如果持續攝取超過身體所需的營養，代表體脂肪會不斷累積，形成肥胖的狀態。正如俗話說「肥胖為萬病之源」，肥胖對身體來說絕非好事。

有鑑於此，本書除了為讀者解說有關「體脂肪」的正確知識與其作用，也會介紹有助減重的飲食方法和運動方式。請各位在理解之餘，務必親身實踐。

橫濱土田醫學診所院長

土田 隆

目次

第1章 了解何謂體脂肪……5
第2章 體脂肪與疾病的關係……35
第3章 減少內臟脂肪的飲食法……59
第4章 消除脂肪的技巧……99
卷尾附錄 減重筆記……127

第 1 章

了解何謂體脂肪

為什麼會長出體脂肪？ 6
為什麼吃了會發胖 8
皮下脂肪和內臟脂肪有何不同？ 10
可怕的內臟脂肪所造成的風險與「隱藏性內臟脂肪」 12
首先試著計算自己的體脂肪率和BMI 14
容易囤積體脂肪的部位都是固定的 16
體脂肪增加是飲食量和消耗量的問題 18
「基礎代謝」掌握了瘦身的關鍵 20
囤積容易卻不易消除的體脂肪 22
體脂肪不是裝飾品！
它是活動身體的最佳能量來源 24
體脂肪囤積的原因是碳水化合物？還是脂質？ 26
女性比男性更不容易囤積內臟脂肪嗎？ 28
男性的腹部隨著年齡的增長變得愈來愈大的理由 30
日本人是容易囤積內臟脂肪的民族嗎？ 32

為什麼會長出體脂肪？

◎體脂肪對身體是非常重要的組織

追根究柢起來，體脂肪究竟是什麼呢？

如同字面上的意思，體脂肪就是附著在體內的脂肪。如果請各位把它想成牛排的白色部分……是不是比較容易理解呢？人的身體和牛排肉一樣，也分為肌肉和脂肪的部分，其比例如下頁的圖所示。去除占了身體大部分的水分後，**內臟、肌肉、骨骼等固形物成分約占了22%，剩下的約18%由脂肪所構成。**兩者的數字比例會依照年齡和體格而產生變化。

我想一提到體脂肪，各位對「為了減重一定

要降低體脂肪」「要儘量避免體脂肪囤積」的說法想必都不陌生。不過，體脂肪可是身負重任的必要組織。正因為它是人體生存時不可或缺之物，我們的身體才會有脂肪囤積。

脂肪的基本功能有3項。首先它是營養的儲藏庫；其次也有類似外套的保溫效果，避免體溫降低；最後，它還能發揮緩衝墊的功能，避免身體受到壓力和衝擊造成傷害。如果失去這些功能，生命的存續將出現許多障礙。因此，體脂肪對人體來說是不可或缺的必備之物，但對身體會造成危害卻也是不爭的事實。有關體脂肪，從下頁開始會有更詳細的解說。

脂肪與肌肉

以牛排作比喻的話……

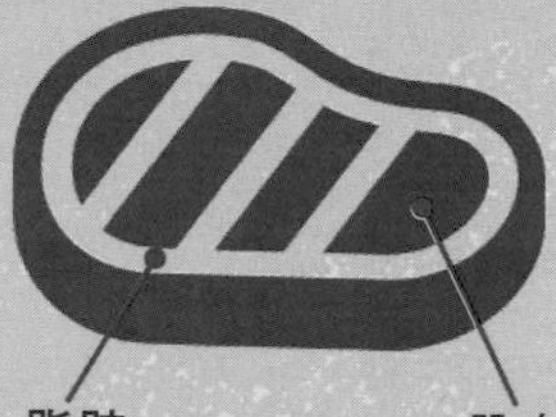

紅色的堅硬部分是肌肉，被稱為肥肉的白色部分是脂肪。人體也像這樣分成肌肉部分和脂肪部分。

人體的組織構成比例

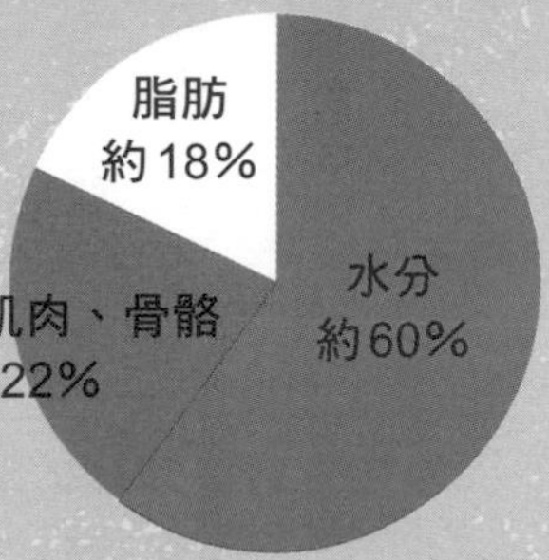

人體大約有6成是水。剩下的約22%是內臟、肌肉、骨骼等固形物成分，約有18%是體脂肪。

體脂肪的功能

儲存營養

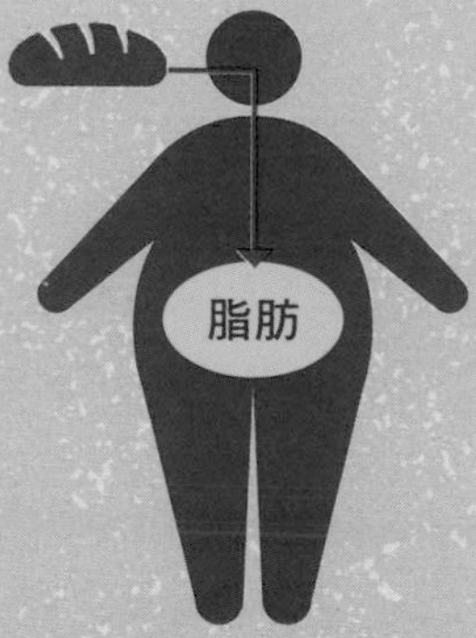

把營養當作能量儲存起來，以備不時之需。

保溫

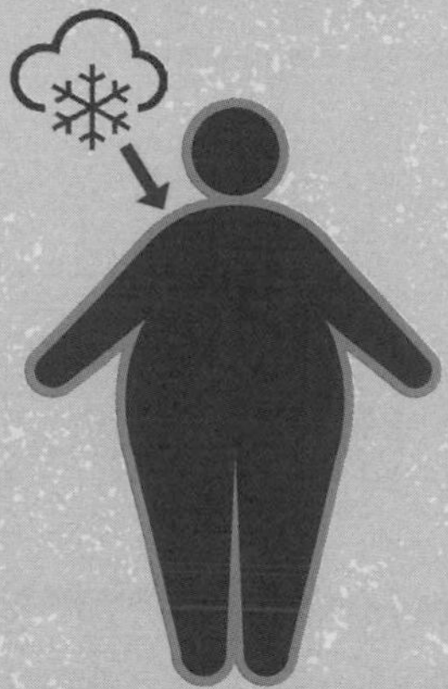

阻擋外界的空氣，使體溫保持一定。可發揮類似外套的功能。

承受壓力和衝擊

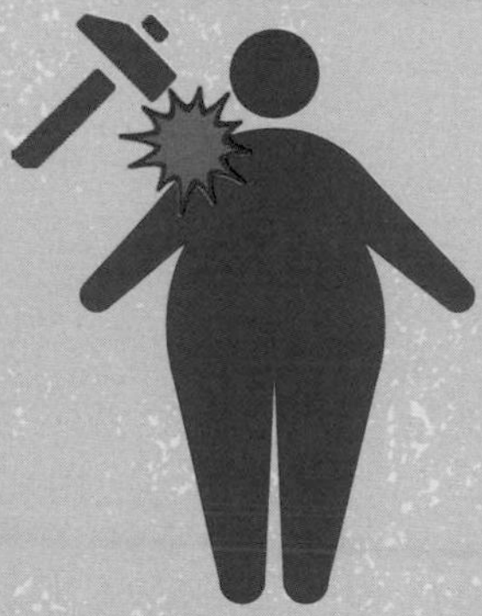

充當身體受到衝擊和壓力的緩衝墊，發揮保護身體的效果。

第1章
了解何謂體脂肪

為什麼吃了會發胖

◎恨不得將體脂肪除之而後快的理由是什麼？

第6頁已經說明體脂肪對人體是很重要的組織。即使如此，為何還是有那麼多人時常嚷嚷著「好想降低體脂肪」「如果體脂肪不會增加就好了」。理由不言自明，因為體脂肪增加意味著發胖。**生命需要適量的體脂肪才能維持，但是過量的體脂肪對身體完全有害無益。肥胖最大的問題不僅使外表打折扣，還會招致各種可怕的疾病。**至於肥胖造成的負面影響，將從第36頁起有詳細的解說。

說到體脂肪如何形成，基本上來自我們攝取的飲食。食物進入體內後，首先供肌肉和內臟的營養所需，剩餘的會當作體脂肪儲存起來，以備不時之需。換句話說，**如果攝取的營養超過肌肉和內臟所需，就會以體脂肪的型態不斷累積。**

飲食過量並不會讓肌肉和內臟愈長愈大，唯一增加的是體脂肪。為什麼只會轉成體脂肪呢？因為**過量的飲食會使組成體脂肪的脂肪細胞膨脹、分裂。**因為這個機制，體脂肪的增加可說毫無限制。聽起來確實很恐怖，但肥胖確實沒有上限。

食物轉換成能量和脂肪的過程

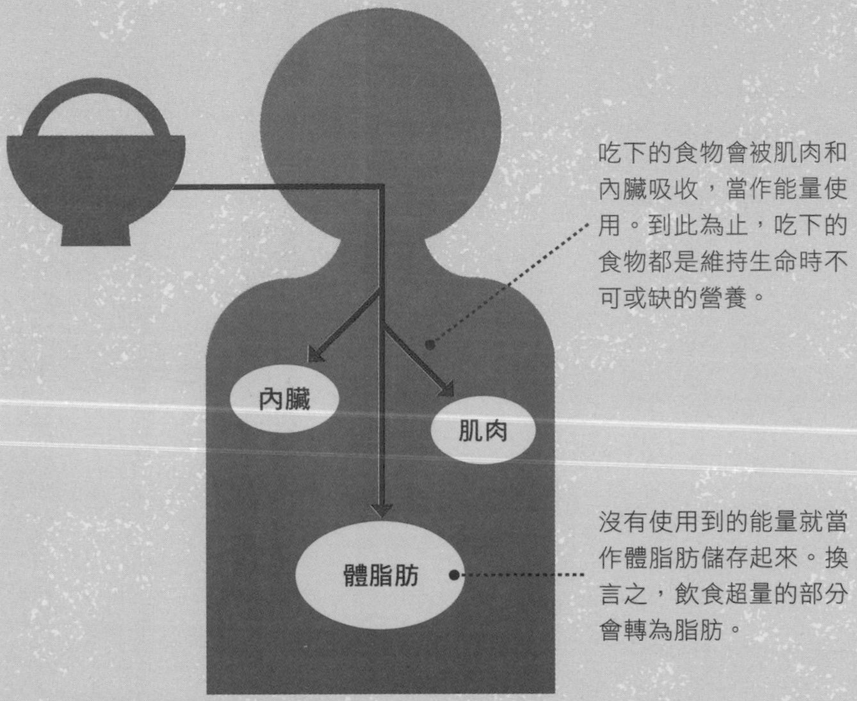

內臟
肌肉

吃下的食物會被肌肉和內臟吸收，當作能量使用。到此為止，吃下的食物都是維持生命時不可或缺的營養。
沒有使用到的能量就當作體脂肪儲存起來。換言之，飲食超量的部分會轉為脂肪。

脂肪細胞的增加沒有上限

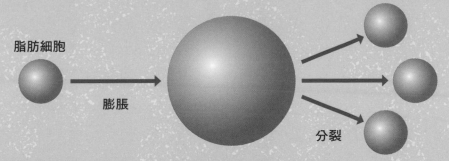

構成體脂肪的脂肪細胞吸收了營養會不斷膨脹，變大了就分裂。因此，脂肪細胞的增加沒有上限。

皮下脂肪和內臟脂肪有何不同？

◎這2種體脂肪的製造場地各有不同

體脂肪可大致分為兩種。一種是附著在全身皮下的皮下脂肪，另一種是附著在內臟周圍的內臟脂肪。請參照左圖。

皮下脂肪是附著在全身的脂肪，可發揮抵抗外面溫度和壓力的功能。人之所以看起來肥胖，原因正是皮下脂肪。相較於皮下脂肪，內臟脂肪附著在身體深處，作用是固定內臟的位置。內臟脂肪如果增加，身為內臟集中處的腹部就會顯得特別突出。

皮下脂肪和內臟脂肪的差異之處不僅在於囤積的部位，對身體產生的作用或增生過量時，帶來的負面影響也各有不同。詳細的內容會在第12頁介紹，請各位先記住體脂肪有兩種。

如同前述已說明飲食過量會導致肥胖，至於增加的是皮下脂肪還是內臟脂肪則是因人而異。**皮下脂肪多的人屬於「皮下脂肪型」，內臟脂肪多的人屬於「內臟脂肪型」**。雖然必須利用CT掃描才能正確掌握體脂肪的量，但也有只要利用腰圍和臀圍的尺寸比例，就能計算的簡便方法。

皮下脂肪與內臟脂肪

皮下脂肪

附著在皮下，有如覆蓋全身的脂肪。除了作為營養的儲藏庫，也兼具保護身體免於受到外界氣溫和防止衝擊傷害等功能。

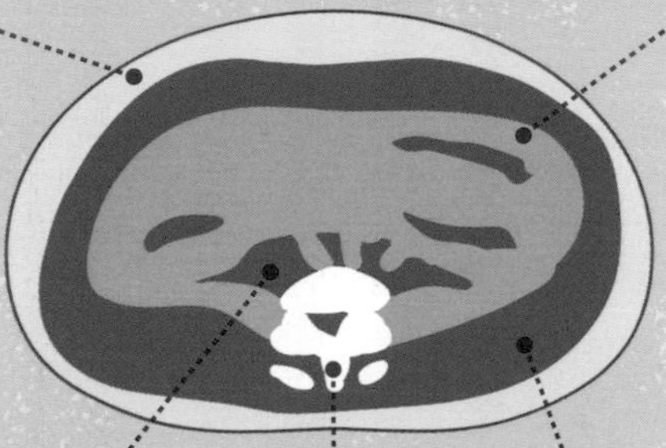

內臟脂肪

附著在內臟周圍的脂肪，作用是固定內臟。如果增加過量會引起各種疾病。

如何判斷肥胖的類型

以皮下脂肪和內臟脂肪的比例（※）判定

皮下脂肪１而內臟脂肪超過0.4……內臟脂肪型肥胖
皮下脂肪１而內臟脂肪未超過0.4……皮下脂肪型肥胖

※也稱為VSR（Visceral fat to Subcutaneous fat Ratio）。

以腰圍和臀圍的尺寸比例（※）判定

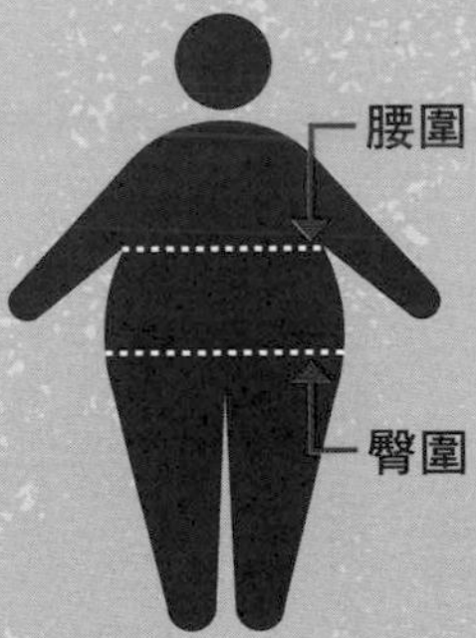

腰圍÷臀圍所得到的數字
如果男性超過0.95、女性超過0.8
……內臟脂肪型肥胖

未超過的話……皮下脂肪型肥胖

※也稱作WHR（Waist Hip Ratio）。

可怕的內臟脂肪所造成的風險與「隱藏性內臟脂肪」

◎男性大多為內臟脂肪型，需多加注意

皮下脂肪和內臟脂肪是身體的兩種脂肪。**一旦增加過多會造成問題的是內臟脂肪。原因是內臟脂肪的活性度比皮下脂肪高，從脂肪細胞分泌出的各種物質會對身體造成影響。**

因此，一樣是體重超重，內臟脂肪型的人屬於風險較高的族群。內臟脂肪型的肥胖以男性居多。相較於男性屬於內臟脂肪過量，導致腹部凸出的比例較高，女性則是以皮下脂肪覆蓋全身的情況比較普遍。男女的差異在於女性為了承受懷孕生產，所以皮下脂肪會急速膨脹（詳細內容請參照第28頁）。總而言之，男性的肥胖大多屬於內臟脂肪型，更需要注意。

不過，即使是皮下脂肪型肥胖的人，如果內臟脂肪的絕對量過多，一樣不可掉以輕心。**目前的標準是，以CT掃描測量內臟脂肪的含量時，如果內臟脂肪的面積在掃描影像中超過100平方公分，表示罹患生活習慣病的風險提升。**請各位參考標示在下頁下半部的BMI和腰圍當作基準。超標的人自不在話下，但也有些人屬於未超過基準，內臟脂肪含量卻很高的「隱藏型內臟脂肪」類型，同樣需要特別當心。

男性型肥胖與女性型肥胖

男性型肥胖

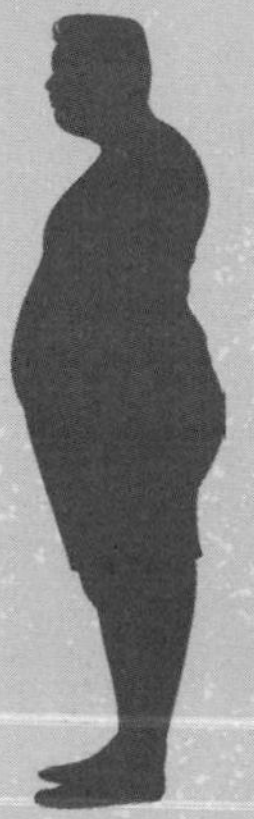

以男性居多的肥胖類型。雖然肥胖的程度並不嚴重，但腹部明顯突出，也稱為上半身肥胖。

女性型肥胖

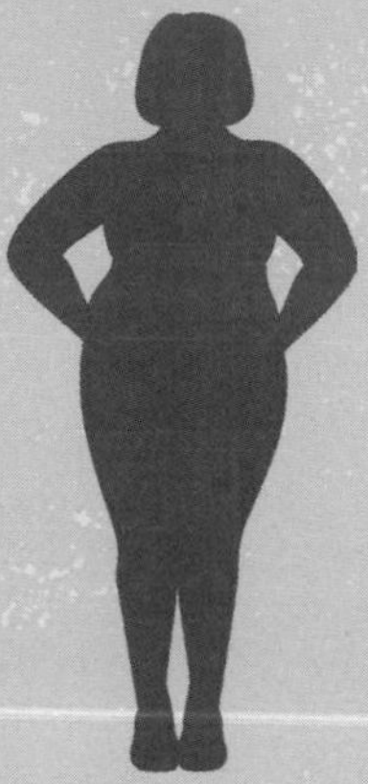

以女性居多的肥胖類型。全身因皮下脂肪的囤積顯得臃腫，尤其是下半身，也稱為下半身肥胖。

注意「隱藏性內臟脂肪」

肥胖的基準

BMI（※）超過25

※Body Mass Index的縮寫。從身高和體重計算而出的體格指數。詳細內容請參照第15頁。

腹圍的基準

男性超過85cm
女性超過90cm

※各基準皆來自日本肥胖學會。

兩項標準都超過的人，表示內臟脂肪的含量已達到危險程度。

但是！

但有些人即使BMI和腹圍都未超過基準，內臟脂肪的含量卻不少，表示罹患生活習慣病的風險也不小。有這種「隱藏性內臟脂肪」的人需要特別注意。

首先試著計算自己的體脂肪率和BMI

◎如何知道自己的體脂肪有多少？

前頁已經說明了體脂肪為何物，想必有人應該開始想知道自己的體脂肪有多少了吧。體脂肪率以數字表示，**所謂的體脂肪率，正如字面上的意思，表示脂肪在體內所占的比例**。男性的標準體脂肪率是18％左右，女性是28％左右。換言之，超過這個數字的人，表示體脂肪過多，最好多加注意。

只要使用市售的體脂肪計，就可以知道體脂肪率。體脂肪計的原理是利用微弱的電流通過身體，測出電阻後，推估出體脂肪的量。畢竟只是估計值，所以請各位只要當作大概的參考值就好了。另外，體脂肪計測量的是體脂肪的總量，如果不是高性能的機型，測出來的就是皮下脂肪和內臟脂肪的總和，無法掌握兩者各有多少。

所以，各位不妨利用BMI，可以更方便、快速地掌握自己肥胖的程度。所謂的BMI，是以身高和體重計算出來的體格指數，表示對身高而言的體重輕重程度。**數值是男女通用，22被視為罹患疾病機率最低的標準值，相對地，如果超過25，表示罹患糖尿病等生活習慣病的風險增加**。雖然BMI只是參考值，但如果被判定為過重，最好還是檢討一下現有的生活型態吧！

體脂肪率和肥胖程度的標準

男性

體脂肪率	狀態
9%以下	體脂肪已經低到極限的身體（職業運動員等）
10～14%	緊實的身材（時裝模特兒等）
15～19%	標準身材
20～24%	輕度肥胖（小腹稍微突出）
25～29%	中度肥胖（腹部明顯突出）
30%以上	重度肥胖（一看就知道過重）

體脂肪的多寡會隨著年齡增長稍微有些變動，基本上，男性的體脂肪標準值是18%，如果超過20%就屬於肥胖。

女性

體脂肪率	狀態
15%以下	體脂肪已經低到極限的身體（職業運動員等）
16～22%	緊實的身材（時裝模特兒等）
23～29%	標準身材
30～34%	輕度肥胖（小腹稍微突出）
35～39%	中度肥胖（腹部明顯突出）
40%以上	重度肥胖（一看就知道過重）

女性為了保護子宮，擁有較厚的皮下脂肪，所以體脂肪率高於男性。標準值是20%左右，如果超過30%就屬於肥胖。

BMI的計算方法和標準值

BMI的計算方法

BMI ＝ 體重（kg）÷（身高（m）的平方）

舉例來說，身高170cm、體重60kg的人，BMI＝〔60÷（1.7×1.7）〕，大約是20.8。

■BMI的肥胖度標準

BMI	肥胖度
18.5以下	過輕
18.5～25	標準體重
25～30	肥胖（1級）
30～35	肥胖（2級）
35～40	肥胖（3級）
40以上%	肥胖（4級）

※以上資訊來自日本肥胖學會的發表。

容易囤積體脂肪的部位都是固定的

◎對著鏡子檢查體脂肪的分布情況

如同第14頁所述，我們不需要養成測量體脂肪率和BMI的習慣，只要每天照鏡子，就能確認體脂肪有無增加。簡單來說，如果發現鏡中的自己「最近好像變胖了」，那就表示體脂肪可能增加了。

話說回來，體脂肪到底囤積在身體的哪些位置呢？先不討論附著在內臟周圍的內臟脂肪，**皮下脂肪最容易囤積在腹部一帶、手臂、臀部、大腿。也就是說，平常活動較少的部位最容易囤積。**相反地，活動量較大的手肘、膝蓋、手背、腳背等處，就不太容易囤積脂肪。如果這些部分看似囤積了脂肪，表示前面列舉的腹部和手臂等部位，應該已經累積了相當可觀的脂肪。請各位記住這一點，仔細確認脂肪囤積的情形。

相對地，內臟脂肪的囤積情況很難從身體外觀掌握，不過明顯突出的腹部是重要的指標之一。內臟脂肪的特性是比皮下脂肪容易消除。**內臟脂肪時常進行儲存與釋放，活性度高。**以銀行存款來比喻的話，內臟脂肪就像存取頻繁的活期存款，而皮下脂肪就好比存取頻率很低的定期存款。

容易囤積與不容易囤積體脂肪的部位

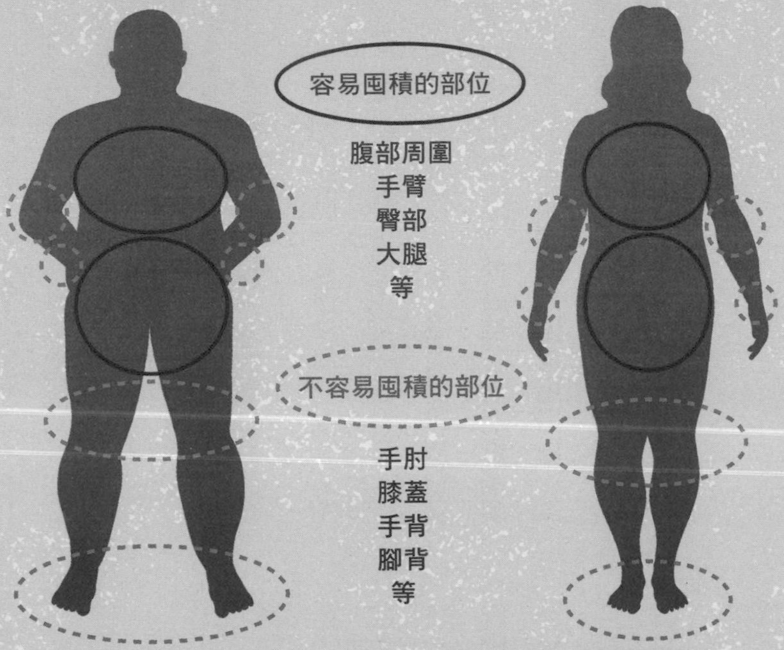

皮下脂肪容易囤積在腹部周圍、手臂、臀部和大腿等活動頻率不高的柔軟部位。

另一方面，手肘、膝蓋、手背和腳背等經常活動的部位較不容易囤積脂肪。手掌等皮膚較為堅硬的部位也不容易囤積脂肪。

內臟脂肪和皮下脂肪的囤積方式有何不同呢？

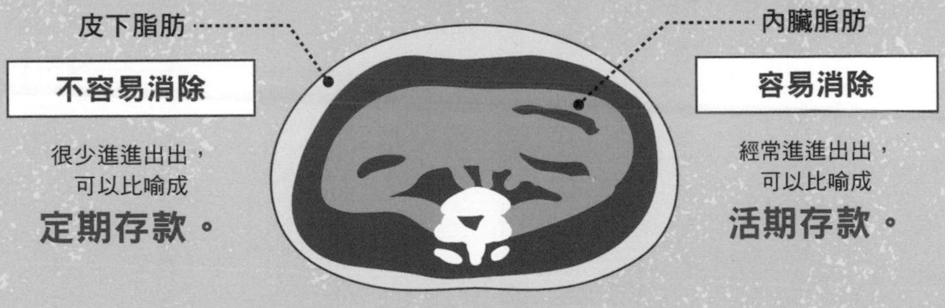

體脂肪增加是飲食量和消耗量的問題

◎攝取的熱量和消耗的熱量

體脂肪增加的唯一原因就是飲食過量。但如果說只要少吃就能抑制體脂肪增加，卻也不是百分之百正確。人為了維持生命，必須從飲食獲取能量。說得精準一點，**生命的維持，是能量消耗與進食所獲能量的收支問題。如果身體攝取的熱量超過維持生命所需，多餘的部分就會當作體脂肪囤積起來。**

或許有人會好奇什麼是生存必備的能量？人消耗熱量的活動被稱為代謝，大致可分為基礎代謝、生活活動代謝、飲食誘導性代謝3類。基礎代謝就是為了維持生命隨時進行的活動，包括心臟的跳動、呼吸等。生活代謝是生活和運動等主動活動身體的活動。最後是飲食誘導性代謝，這是內臟為了消化與吸收飲食，活動時必須消耗的熱量。**在這3種代謝中，我們唯一能藉由自己的行動控制的僅有生活活動代謝，如下頁所示，其消耗的熱量僅占整體的30%。**如果基於「今天的活動量是昨天的兩倍」，於是把食量跟著加倍，就是標準的飲食過量。即使僅有微量，但體脂肪一旦開始增加，表示現在攝取的熱量已經超過身體所需。

消耗的熱量可分為3種代謝

基礎代謝

維持心臟跳動、呼吸等生命基礎活動所消耗的熱量，不論醒著還是睡著都會消耗。

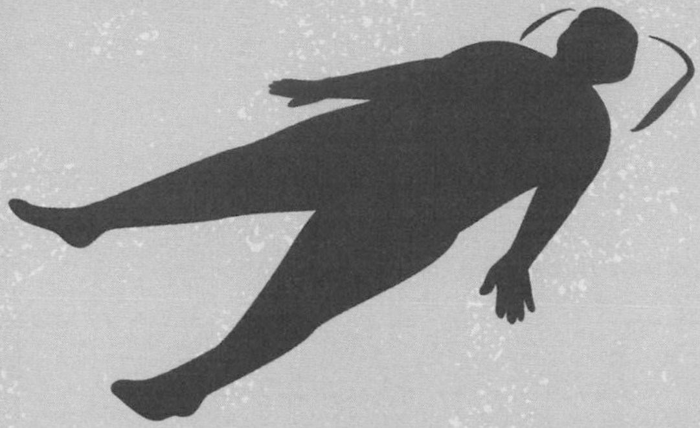

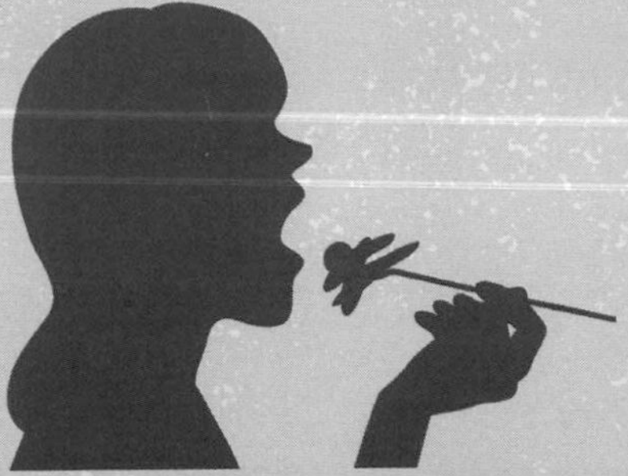

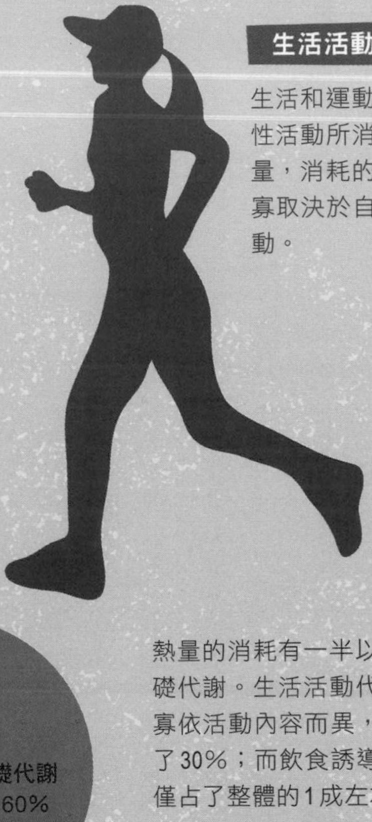

生活活動代謝

生活和運動等自發性活動所消耗的熱量，消耗的熱量多寡取決於自己的行動。

飲食誘導性代謝

為了消化與吸收飲食所消耗的熱量，消耗量依照飲食內容和分量改變。

■熱量的消耗明細

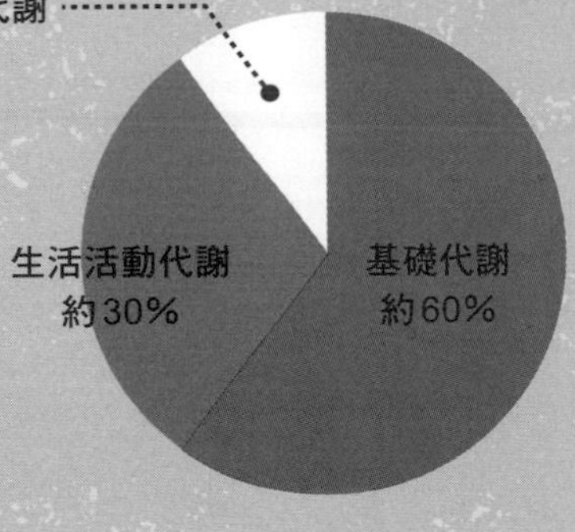

熱量的消耗有一半以上是基礎代謝。生活活動代謝的多寡依活動內容而異，大約占了30%；而飲食誘導性代謝僅占了整體的1成左右。

※資訊來自日本厚生勞動省「e-健康網」。

「基礎代謝」掌握了瘦身的關鍵

◎基礎代謝隨著年齡和體格改變

如同第18頁所述，人的熱量消耗有大半用於基礎代謝。換言之，基礎代謝可說是我們攝取的食物是否會成為體脂肪的重要關鍵。以下為各位詳細說明何謂基礎代謝。

基礎代謝所指的就是即使自己渾然不覺，還是照樣持續消耗的熱量。換句話說，就是我們不必特地做些什麼，也會自動消耗的熱量。**基礎代謝率會隨著年齡而變化，隨著成長逐漸增加，到了10幾歲達到巔峰後，接著就一路走下坡。**下頁的表格列舉的是以標準體重來說的參考值；以男性來說，17歲少年的1天基礎代謝熱量是1610kcal，也就是說，即使一整天不做任何活動，也會消耗這麼多的熱量。

基礎代謝因體格而異，消耗的熱量與體型呈正比。為了使龐大的身體維持運作，所消耗的熱量也愈多。值得注意的是，肌肉消耗的熱量大約是脂肪的3倍。換句話說，**如果增加的不是脂肪而是肌肉，就能更有效率地增加基礎代謝，提升熱量的消耗。**「要減輕體脂肪就要運動」是老生常談，但這句話的意思不單是鼓勵人多運動以消耗熱量，同時也包含藉由鍛鍊肌肉以提升基礎代謝的意義。

每個年齡層的基礎代謝量

男性

年齡	基礎代謝量（kcal／日）※每1公斤的體重	基礎代謝量（kcal／日）※基準體重的參考值
1～2歲	61	700
3～5歲	54.8	900
6～7歲	44.3	980
8～9歲	40.8	1140
10～11歲	37.4	1330
12～14歲	31	1520
15～17歲	27	1610
18～29歲	24	1520
30～49歲	22.3	1530
50～69歲	21.5	1400
70歲以上	21.5	1290

女性

年齡	基礎代謝量（kcal／日）※每1公斤的體重	基礎代謝量（kcal／日）※基準體重的參考值
1～2歲	59.7	660
3～5歲	52.2	840
6～7歲	41.9	920
8～9歲	38.3	1050
10～11歲	34.8	1260
12～14歲	29.6	1410
15～17歲	25.3	1310
18～29歲	22.1	1110
30～49歲	21.7	1150
50～69歲	20.7	1100
70歲以上	20.7	1020

基礎代謝會依年齡而改變。表內的數字是各個年齡層的標準體重參考值。這些數字表示的是即使不做任何活動，每天也會自動消耗的熱量。

為了提高基礎代謝，最好增加肌肉

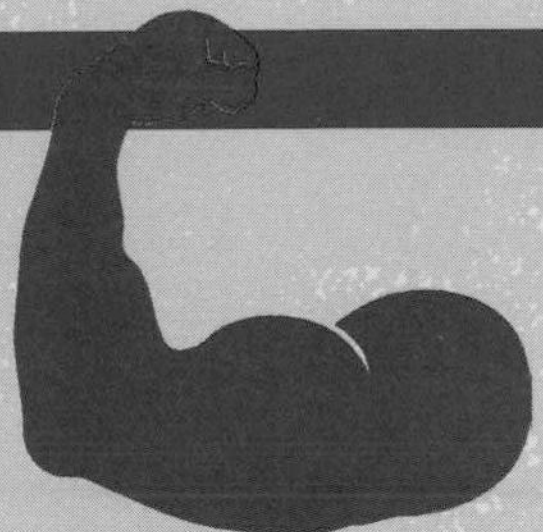

肌肉的基礎代謝量

每1天每1kg約13kcal

脂肪的基礎代謝量

每1天每1kg約4.5kcal

肌肉消耗的熱量約是脂肪的3倍之多！

基礎代謝量和體重的增加成正比。因為肌肉消耗的熱量比脂肪多，為了提升基礎代謝量，最好的方法是增加肌肉。

※資訊來自日本厚生勞動省「e-健康網」。

第1章

了解何謂體脂肪

囤積容易卻不易消除的體脂肪

◎體脂肪囤積的機制

不曉得各位是否有過這樣的經驗？明知道「吃太多體脂肪會增加」，但還是忍不住嘴饞，繼續大快朵頤。或許很多人不知道，體脂肪最麻煩之處在於增加非常容易，但想消除卻很困難。若想知道原因為何，我們首先必須掌握體脂肪囤積的機制。

我們攝取的飲食，進入體內後首先會被分解為葡萄糖，當作熱量消耗。沒有消耗完畢的葡萄糖，會以肝醣的型態儲存於肌肉和肝臟。如果葡萄糖還是有剩餘，就會以中性脂肪的型態儲存在脂肪細胞。肝醣的優點是容易動用，但儲存量比較有限，相反地，脂肪細胞雖然有不易取出能量來使用的缺點，卻能夠大量儲存，幾乎沒有上限。總而言之，兩者的特性分別是肝醣能夠立刻使用，而脂肪細胞則作為儲存之用。

以結論而言，若想消除體脂肪，**就要想辦法將肌肉和肝臟的肝醣消耗完畢，才能讓脂肪細胞儲存的能量開始被消耗。**如果是輕度運動，身體僅需消耗肝醣便已足夠，為了燃燒脂肪，必須提高運動的強度和頻率……這就是體脂肪來得容易去得難的原因。

飲食攝取後，如何轉為脂肪囤積的過程

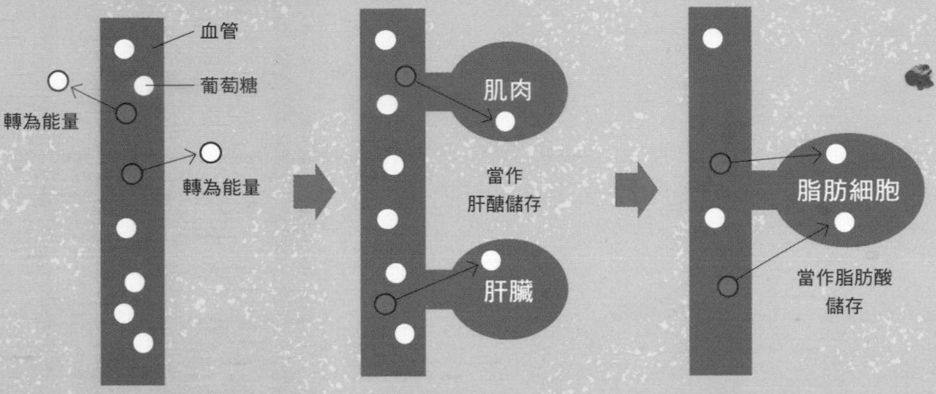

攝取的飲食，進入體內會被分解為葡萄糖，送至身體各處當作熱量消耗。

用剩的葡萄糖以肝醣的型態儲存於肌肉和肝臟，但儲存程度有限。

如果葡萄糖仍有剩餘，會以中性脂肪的型態儲存於脂肪細胞，數量沒有上限。

能量被取出使用的流程

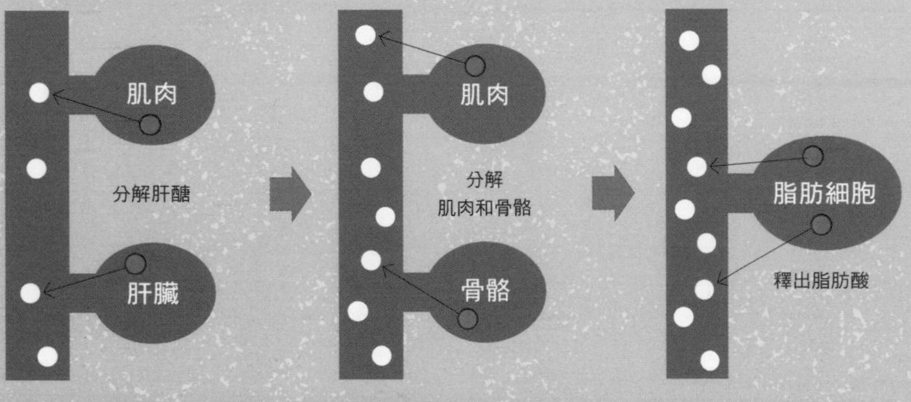

儲存於肌肉和肝臟的肝醣被分解，當作能量使用。

如果還是不夠，肌肉和骨骼會分解成胺基酸，當作能量使用。

最後被分解的是儲存於脂肪細胞的中性脂肪，以脂肪酸的形態被釋放出來。

體脂肪不是裝飾品！它是活動身體的最佳能量來源

◎脂肪是能量的寶庫

剩餘的營養之所以被當作體脂肪儲存起來，理由並不僅是脂肪細胞是理想的能量儲藏庫。脂肪本身就是使用效率極佳的能量來源，這也是重要理由。

我們從食物獲得的營養以碳水化合物、脂質、蛋白質為主，大致而言，**碳水化合物和脂質當作能量使用，蛋白質則當作製造身體的材料。**碳水化合物和脂質都是能量的來源，不過相較於每1g的碳水化合物大約提供4kcal的熱量，每1g的脂質所提供的熱量約是9kcal。

換言之，如果要囤積能量，脂質的效率明顯優於碳水化合物。

再加上碳水化合物進入體內會與水結合，重量也因此增加。兩者即使累積了同等分量的能量，脂質只要1g便能達標，但碳水化合物卻需要6g。基於這樣的性質，碳水化合物會優先被當作能量使用，而脂質則以脂肪的型態儲存起來。

另外，**從另一個角度而言，脂肪儲存了許多熱量，其實也意味著如果不消耗熱量，體脂肪就無法消除。**請各位記住這也是體脂肪不易消除的原因之一。

從三大營養素獲得的能量

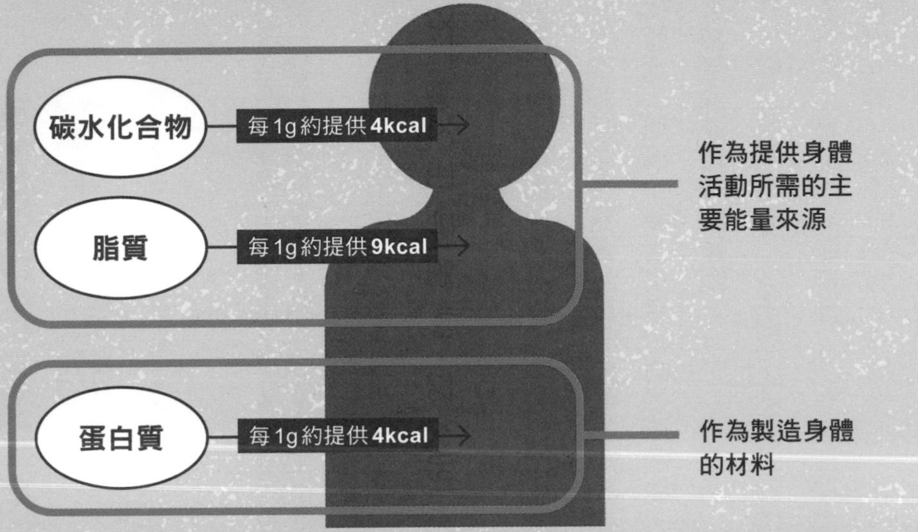
碳水化合物
每1g約提供4kcal
脂質
每1g約提供9kcal
作為提供身體活動所需的主要能量來源
蛋白質
每1g約提供4kcal
作為製造身體的材料

三大營養素中，碳水化合物和脂質作為身體活動所需消耗能量來使用，蛋白質則當作製造身體的材料。以每1g所能提供的熱量而言，脂質不但壓倒性領先，而且容易在體內儲存。

碳水化合物和脂肪能量效率的差異

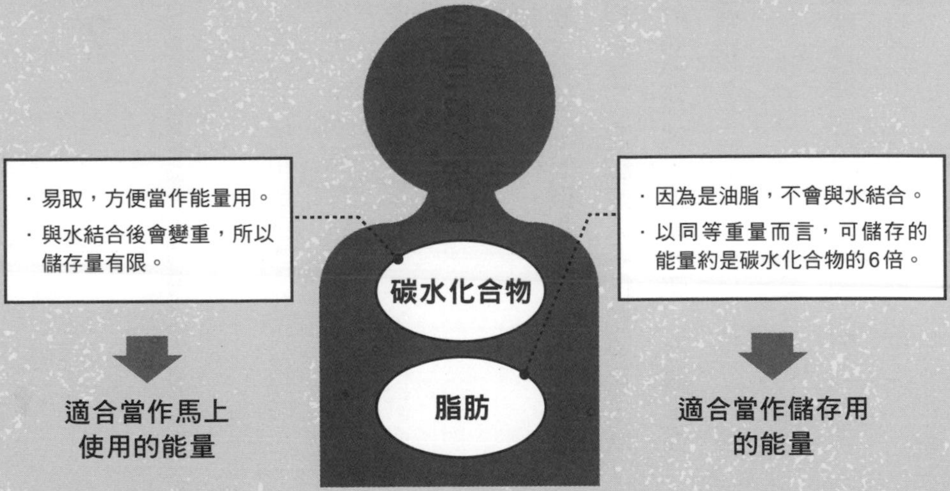
・易取，方便當作能量用。
・與水結合後會變重，所以儲存量有限。
適合當作馬上使用的能量
碳水化合物
脂肪
・因為是油脂，不會與水結合。
・以同等重量而言，可儲存的能量約是碳水化合物的6倍。
適合當作儲存用的能量

體脂肪囤積的原因是碳水化合物？還是脂質？

◎低碳水化合物VS低脂質減重法

不知道各位是否聽過「低碳減重法」或者「減醣」？各國的研究均指出碳水化合物與生活習慣病息息相關，因此帶動了盡可能減少碳水化合物攝取的風氣。事實上，**碳水化合物在體內被分解成葡萄糖使用後，剩餘的部分會轉為中性脂肪累積於體內。所以，碳水化合物的攝取過量，的確是造成體脂肪增加的原因。**

不過，脂質攝取過量也會造成體脂肪的增加。脂質在體內會分解成脂肪酸，沒有消耗殆盡的部分同樣以中性脂肪的型態囤積於體內。就結果來看，碳水化合物和脂肪都是造成體脂肪增加的原因。根據美國醫學會雜誌《JAMA》2018年發表的研究，據說持續追蹤以低碳水化合物減重法和低脂質減重法達1年之後，發現兩者的減重效果沒有太大的差異。

另外，**如果太嚴格限制碳水化合物攝取，身體會感覺有危機發生，自動進入「比起消耗，以儲存為優先」的節能模式。如此一來，身體反而更容易囤積體脂肪。**此外，2011年美國科學雜誌《AJCN》也刊登了有關低碳水化合物、高蛋白飲食會提高罹患大腸癌風險的報導。總之，過度限制碳水化合物對身體也絕非有益。

碳水化合物和脂質進入身體的過程

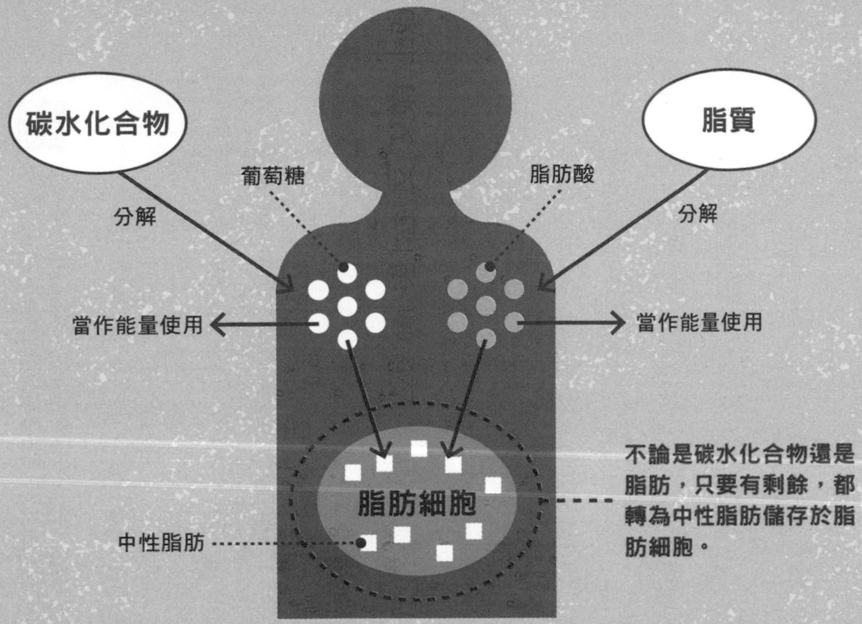

我們攝取的碳水化合物，在體內會被分解成葡萄糖，當作能量使用。沒有消耗的剩餘部分會轉為中性脂肪，儲存於脂肪細胞。另一方面，脂質會被分解為脂肪酸，沒有消耗完畢的部分也是轉為中性脂肪。到頭來，兩者殊途同歸，都一樣轉為中性脂肪。只要攝取過量，都會成為體脂肪增加的原因。

重要的是攝取的飲食總量

- 攝取過量的碳水化合物導致脂肪增加
- 脂質攝取過量也會造成脂肪增加
- 重點是兩者都不可攝取過量

重點並非只要限制碳水化合物或脂質的攝取就好，而是兩者都不能攝取過量。

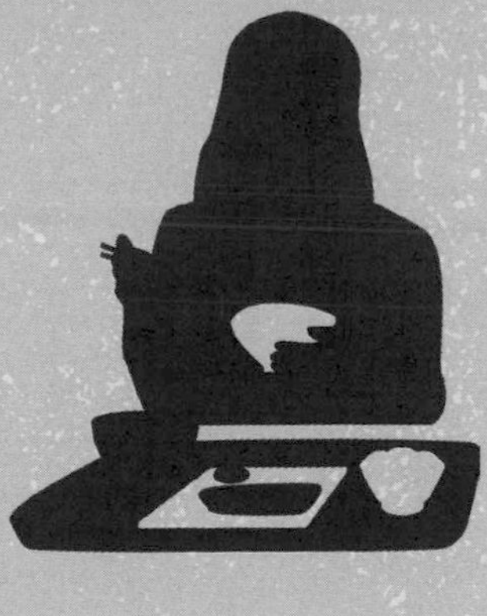

女性比男性更不容易囤積內臟脂肪嗎？

◎女性荷爾蒙的特徵與效果

本書在第12頁已經提及女性的皮下脂肪多於男性，但較不容易囤積內臟脂肪。至於為何如此，原因和女性荷爾蒙有關。

女性荷爾蒙分為雌激素（卵胞荷爾蒙）和孕酮（黃體素），各自負責輔助排卵和懷孕之職。

雌激素的作用之一是增厚女性的皮下脂肪，打造女性體態以應付懷孕生產之需，相對地，也能夠使內臟脂肪較不容易囤積。換言之，女性拜此荷爾蒙所賜，和男性相比，較不容易囤積內臟脂肪。

不過，必須注意的是，隨著停經期的到來，雌激素的分泌會跟著減少，導致女性也開始容易囤積內臟脂肪。不過雌激素也會從皮下脂肪分泌，即使停經之後，女性囤積內臟脂肪的程度還是遜於男性，這點是多虧了雌激素的保護。

另外，雌激素屬於主要在排卵前分泌的荷爾蒙，排卵期過後，輪到黃體素登場。黃體素最主要的功能是確保胎兒能獲得營養，所以有促進食慾的效果，在此影響之下，女性會出現焦躁不安、睏意、皮膚粗糙的情況。**想要減重的人，最好避開身心容易不穩定的排卵期，選擇在雌激素充分分泌的排卵前時期，才能事半功倍。**

女性荷爾蒙與其作用

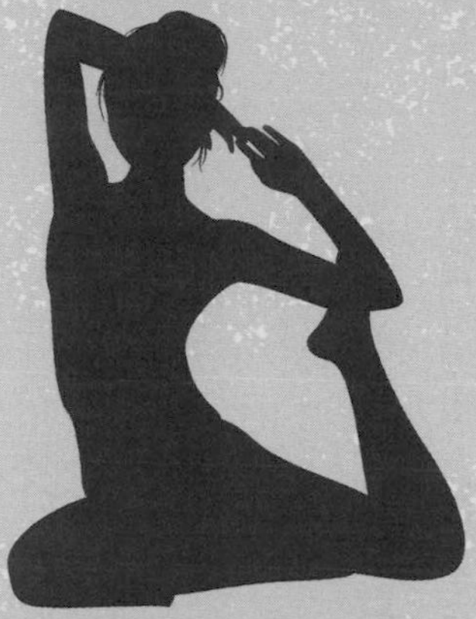

■雌激素（卵胞荷爾蒙）

- 把身體調整為適合排卵和懷孕的狀態
- 從卵胞和皮下脂肪分泌
- 讓皮下脂肪變得容易囤積
- 抑制內臟脂肪的囤積

■孕酮（黃體素）

- 幫助受精卵著床
- 維持懷孕狀態
- 排卵後從卵胞分泌
- 造成身心容易變得不穩定

這兩種荷爾蒙若維持平衡狀態，女性就能順利維持身體的機能運作，並維持充滿女性特徵的體態。

女性的荷爾蒙週期

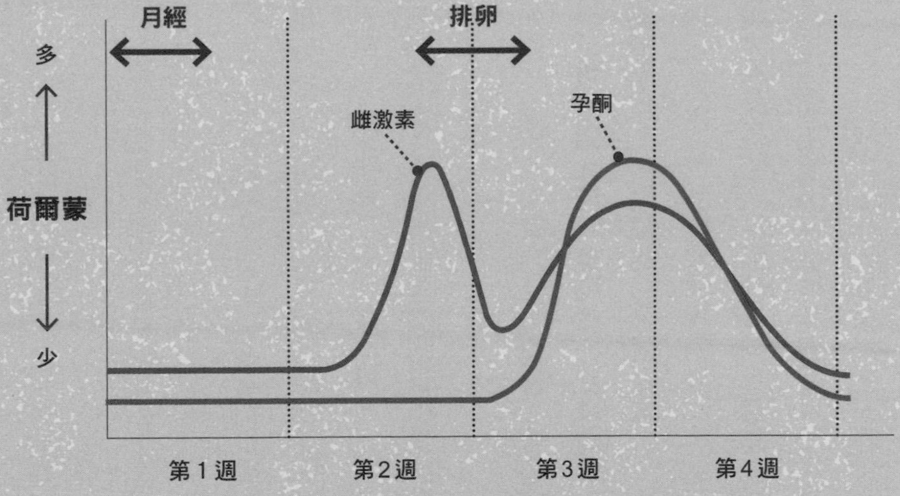

※以把月經開始當作第一天計算的28天週期為例。

男性的腹部隨著年齡的增長變得愈來愈大的理由

◎睪固酮是塑造男性特質的激素

相對女性在女性荷爾蒙的作用下，比較不容易囤積內臟脂肪，不可否認的是，男性確實比較容易囤積內臟脂肪。例如以判定肥胖的腹圍標準而言，相較於男性的標準是超過85cm，女性則是降為寬鬆的90cm。這點是基於以同等分量的內臟脂肪所區分的標準。換言之，即使男女的腹圍尺寸相同，但女性的內臟脂肪會少於男性。

不過，男性也有專屬的荷爾蒙，作用是使體脂肪不易囤積。**睪固酮的作用是使肌肉變得發達，維持充滿男性特質的體態，並促使體脂肪燃燒。**遺憾的是，睪固酮的分泌在20歲達到顛峰，之後便逐漸走下坡。所以，20幾歲的時候即使暴飲暴食，身材也不會走樣，但過了40歲，小腹就變得愈來愈明顯……這種現象應該和睪固酮的分泌減少有關。

不僅如此，據說承受壓力時，也會使睪固酮的分泌減少。**壓力過大時，身體會分泌皮質醇，但只要皮質醇增加，睪固酮的分泌就會減少。**除了年齡的增長，壓力也會導致睪固酮的分泌量下降。活躍於工作崗位的中年男性，因為壓力大，所以容易囤積內臟脂肪。

男性荷爾蒙（睪固酮）的作用

■睪固酮的作用

- 使肌肉變得發達
- 促使體脂肪燃燒，避免囤積。
- 激發冒險心和競爭意識
- 主要從睪丸分泌

但是！

睪固酮的分泌會隨著年齡的增長而減少，壓力來襲時也會減少。

↓

活躍於職場的40～50幾歲的男性，傾向容易囤積內臟脂肪。

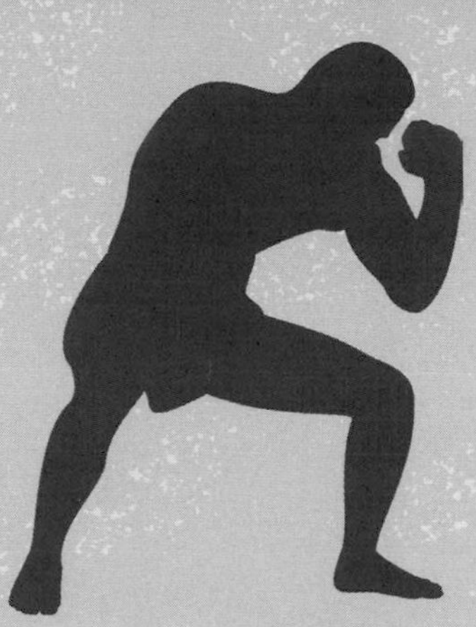

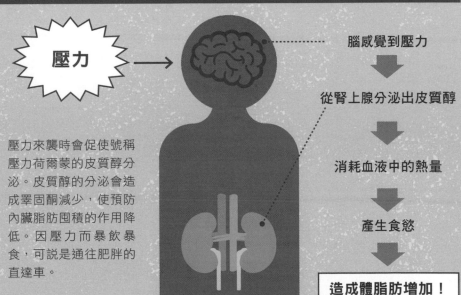

除了維持充滿男性特徵的體態，睪固酮也有促進熱量消耗，使體脂肪燃燒的作用。

壓力荷爾蒙（皮質醇）和體脂肪的增加有關

壓力 →

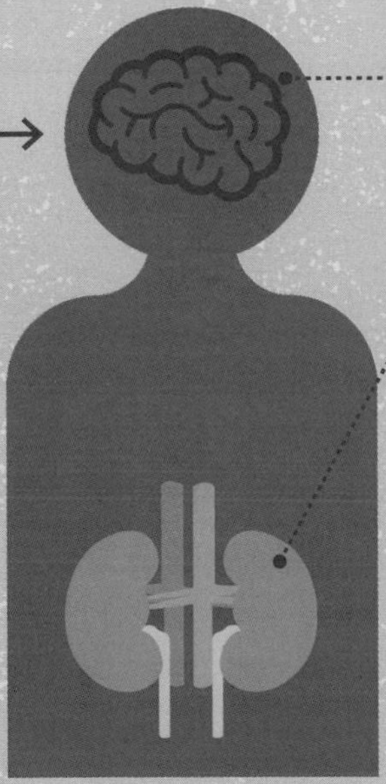

腦感覺到壓力

↓

從腎上腺分泌出皮質醇

↓

消耗血液中的熱量

↓

產生食慾

↓

造成體脂肪增加！

壓力來襲時會促使號稱壓力荷爾蒙的皮質醇分泌。皮質醇的分泌會造成睪固酮減少，使預防內臟脂肪囤積的作用降低。因壓力而暴飲暴食，可說是通往肥胖的直達車。

日本人是容易囤積內臟脂肪的民族嗎？

◎日本人與白種人內臟脂肪的比較結果

就外表看來，日本人的身材大多較歐美人苗條，看似屬於肥胖率低的民族。但是，糖尿病等生活習慣病的罹患風險高，據說原因可能是內臟脂肪。因此，有人針對日本人與白種人的內臟脂肪多寡進行了研究。

這份研究把日本人和白種人依照腹圍的尺寸分成了4組，分別調查屬於相同尺寸區間的小組成員。結果發現，**不論是哪一組，日本人的皮下脂肪都比較低，但內臟脂肪比較高。**

換句話說，日本人和體格相同的白種人相比，內臟脂肪的含量較高，罹患生活習慣病的機率也高。這就是為什麼相較於世界通用的標準是BMI超過30屬於肥胖，但日本卻採取更為嚴格的標準，只要超過25就屬於肥胖的理由。各位只要建立這樣的概念：**白種人的BMI30和日本人的BMI25所含有的內臟脂肪是相同分量。**這點並非日本人專屬，而是通用於所有的亞洲人。

為何會有如此差異至今仍眾說紛紜，但有人認為可能是飲食的差異所造成。相較於白種人以往是食用大量肉類的狩獵民族，身為農耕民族的日本人，則是以農作物為主食。這兩者的差異可能連帶影響到脂肪的囤積方式。

日本人男性與白種人男性的內臟脂肪比較

■日本人男性

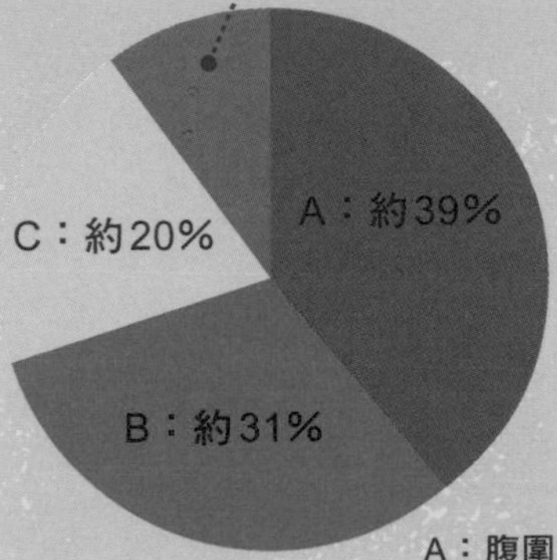

■白種人男性

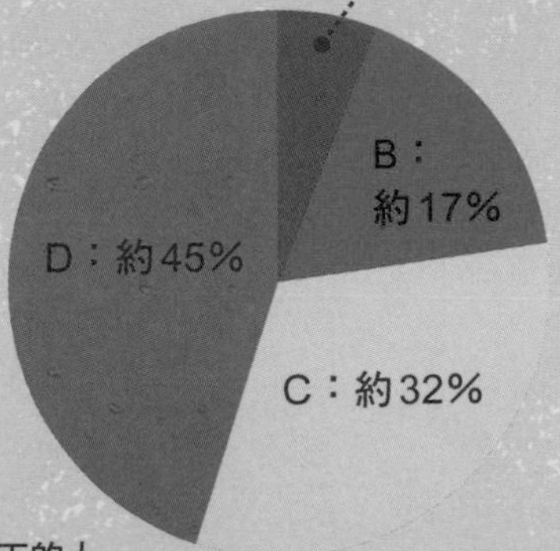

A：腹圍82.80cm以下的人
B：腹圍82.85～88.85cm的人
C：腹圍88.90～96.75cm的人
D：腹圍超過97cm的人

■皮下脂肪量的比較

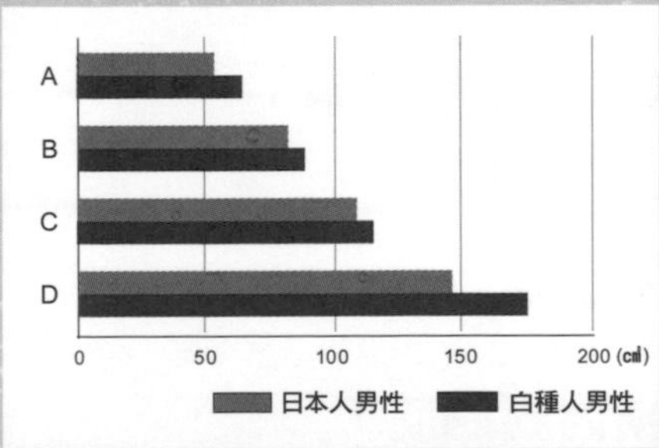

結果顯示依照腹圍尺寸區分的A～D組，不論哪一組，日本人的皮下脂肪都低於白種人。

■內臟脂肪量的比較

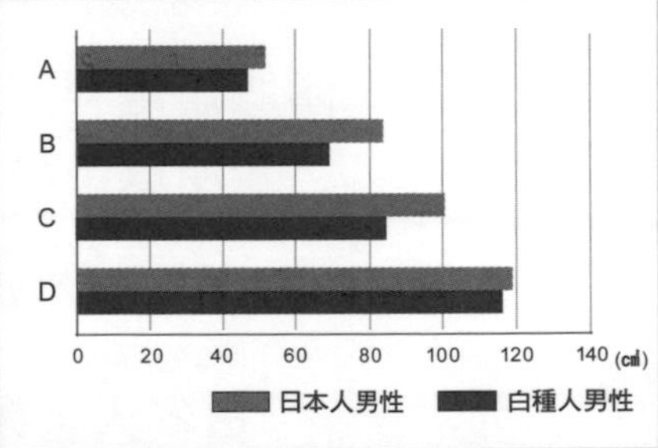

內臟脂肪的結果卻剛好相反。每一組都是日本人超前。換言之，即使腹圍相同，日本人罹患生活習慣病等疾病的機率也較高。

結論

- 日本人男性的腹圍尺寸大多比白種人男性低。
- 日本人男性的皮下脂肪量大多少於白種人男性。
- 日本人男性的內臟脂肪量大多高於白種人男性。

※以上資訊來自循環系統病疫學網站「epi-c.jp」的研究。

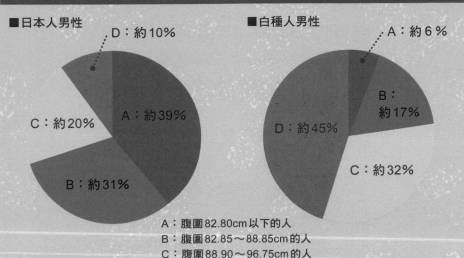

第 1 章的重點

體脂肪是維持生命所需的必備之物，
但是增加過量會導致肥胖。

P.6～9

體脂肪分為皮下脂肪和內臟脂肪，
風險較高的是內臟脂肪。

P.10～13

體脂肪的增加是因為
消耗的熱量少於攝取的熱量。

P.18～21

體脂肪是利用效率佳的能量來源，
所以身體才會囤積脂肪。

P.22～25

日本人容易囤積內臟脂肪，
尤其是男性，比女性更容易囤積。

P.28～33

體脂肪是維持生命所需的必備之物，但增加過量會成為肥胖的元凶。體脂肪具備何種特徵，還有為何會增加呢？想要消除體脂肪的人，請務必透過本章掌握有關體脂肪的基本知識。

第 2 章

體脂肪與疾病的關係

肥胖會招致各種疾病 36
肥胖的負面影響① 高血壓 38
肥胖的負面影響② 糖尿病 40
肥胖的負面影響③ 脂質異常症 42
肥胖的負面影響④ 動脈硬化 44
肥胖的負面影響⑤ 癌症 46
肥胖的負面影響⑥ 腸胃不適 48
肥胖的負面影響⑦ 生理不順、不孕 50
肥胖的負面影響⑧ 失智症 52
肥胖的負面影響⑨ 睡眠呼吸中止症 54
肥胖的負面影響⑩ 骨骼和關節的異常 56

第2章

體脂肪與疾病的關係

肥胖會招致各種疾病

◎疾病會加重身體的負擔

飲食過量會導致體脂肪增加，最後演變成肥胖。想與肥胖劃清界線，或想消除肥胖的人應該不在少數。肥胖之所以讓人避之唯恐不及，不單是使外表打折，還會帶來百病叢生等各種負面影響。

以肥胖為元凶的疾病包括高血壓、脂質異常症、糖尿病等各種生活習慣病。主因是脂肪細胞分泌的有害物質所致。脂肪細胞分泌的物質有好壞之分，正常情況下會處於均衡狀態，但脂肪細胞如果增加，有害物質的分泌量也會跟著增加。尤其是內臟脂肪的增加，更會導致情況惡化。

另外，**肥胖引起的不單是疾病，身體浮腫、體重增加本身也是問題。除了加重對腰部和膝蓋的負擔，有時也會導致骨骼發生異常。**此外，體脂肪還會壓迫內臟和氣管等部位，連帶使內臟的功能和呼吸出現障礙。

如同上述，肥胖會引起各種疾病，幾乎可說是有害無益。本書從第38頁開始，將詳述肥胖所造成的負面影響，請各位讀過之後，隨時提醒自己，不要養成容易發胖的生活習慣。

肥胖造成的負面影響

體重因體脂肪而增加

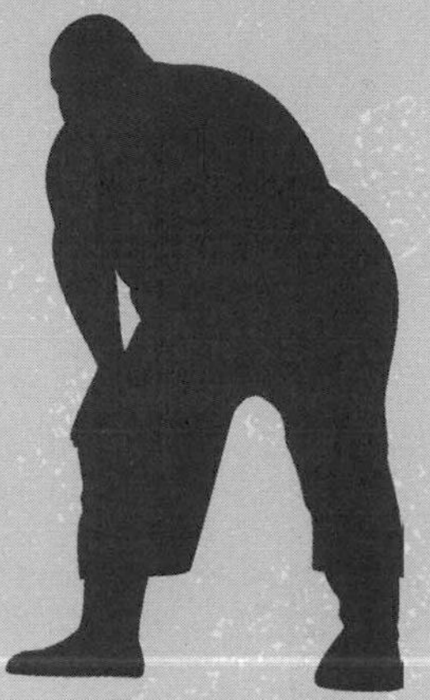

脂肪細胞分泌的物質惡化

脂肪細胞

分泌

良性物質
- 提升胰島素的效果
- 使血壓下降
- 抑制食慾

有害物質
- 導致胰島素抗阻（胰島素作用減低）
- 使血壓上升
- 使血糖上升

兩者都會增加！

我們的身體會隨著體脂肪增加而變重。增加的體重對腰部和膝蓋尤其會造成負擔，甚至壓迫到內臟，使其功能受損。

脂肪細胞分泌的物質有好壞之分。兩者通常保持均衡、共存的狀態，但體脂肪增加，有害物質也會隨之增加，會成為疾病的原因。

肥胖會成為招致各種疾病的溫床

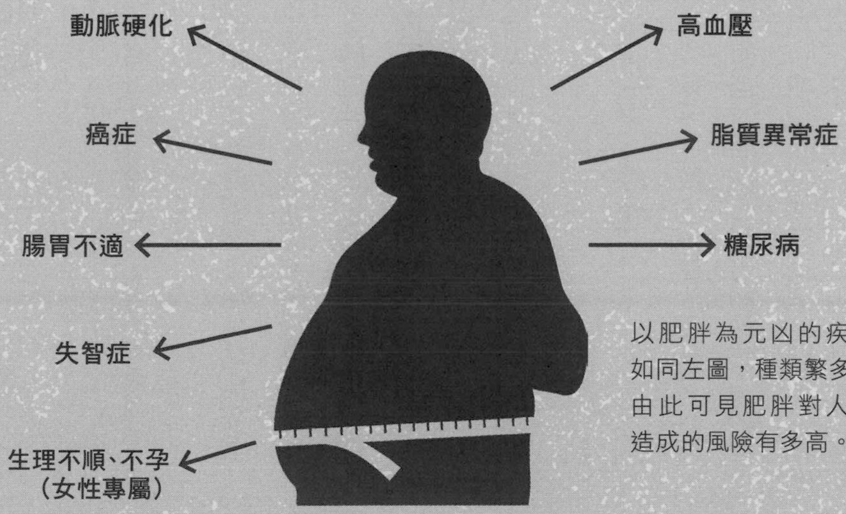
動脈硬化
高血壓
癌症
脂質異常症
腸胃不適
糖尿病
失智症
生理不順、不孕
（女性專屬）

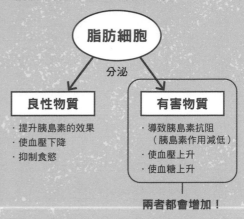

以肥胖為元凶的疾病如同左圖，種類繁多。由此可見肥胖對人體造成的風險有多高。

肥胖的負面影響① 高血壓

◎並非只有攝取鹽分過量才會造成

說到高血壓，或許各位馬上想到的是「原因是攝取鹽分過量」。事實上，高鹽分確實是日式飲食長期的問題，造成高血壓成為普遍的疾病。近年來，隨著健康意識抬頭，雖然鹽分的攝取量減少了，但因鹽分攝取過量而導致高血壓的情況，似乎還是所在多有。

另一方面，**因肥胖造成高血壓，以中青年男性居多的情況增加了。**至於原因為何，可以想見的原因之一是肥胖會導致胰島素分泌過剩。

胰島素是一種將血液中的葡萄糖轉換成能量使用時，發揮輔助功能的荷爾蒙，但其功能會隨著內臟脂肪增加而減退。為了彌補這一點，身體只好分泌出更多胰島素以應付葡萄糖轉換為能量使用。**血液中的胰島素濃度若是增加，將會造成鈉變得難以排出，並導致血管收縮、血壓上升。**即使沒有鹽分攝取過量的問題，肥胖的人也容易變得高血壓。

高血壓的基準值是收縮壓超過140毫米汞柱、舒張壓超過90毫米汞柱。血壓即使升高，患者本人卻幾乎沒有自覺症狀，最好的預防之道就是每年接受健檢，養成定期測量血壓的習慣。

內臟脂肪增加導致高血壓的演變過程

正常的狀態　　　　**內臟脂肪如果增加……**

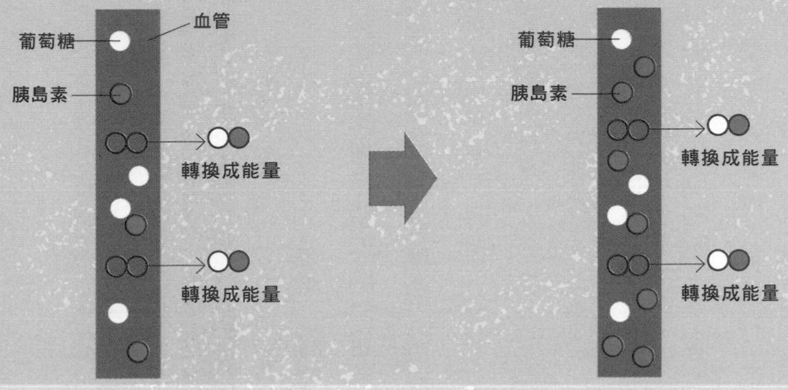

在胰島素的輔助下，葡萄糖被轉換成能量使用。

胰島素的效果降低，導致分泌量增加。

↓

胰島素的濃度提高

↓

鈉的排出能力下降

↓

演變成高血壓！

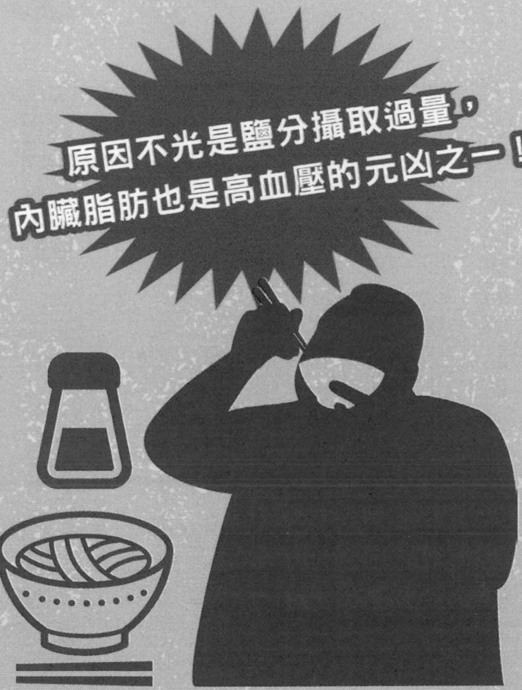
原因不光是鹽分攝取過量，
內臟脂肪也是高血壓的元凶之一！

一旦內臟脂肪增加，身材變得肥胖，胰島素的效果也會跟著減退，只能增加分泌以因應身體所需。血液中的胰島素濃度一增高，就會引起鈉的排泄機能降低等現象，使血壓上升，這就是肥胖會導致高血壓的機制。

肥胖的負面影響② 糖尿病

◎胰島素是高血糖的原因

糖尿病是眾所皆知的生活習慣病。**所謂的糖尿病，簡單來說，意即血糖長期處於過高的狀態，並且伴隨著視網膜病變、腎臟病、神經病變等三大併發症的風險。**糖尿病的特徵是一旦發病，就必須終生飽受其症狀之苦，因此，為了避免糖尿病上身，關鍵在於日常的預防保健。

說到肥胖與糖尿病的因果關係，其實和高血壓一樣，都和胰島素的作用有關。內臟脂肪增加，會造成胰島素的效果減退，為了維持同等的效果，胰臟只好分泌更多的胰島素。**但這種情況若一直持續下去，胰臟終究無法繼續承受，導致胰島素的分泌減少。如此一來，葡萄糖便無法順利消耗，而囤積在血液中，造成高血糖狀態。**

糖尿病的判定基準如左頁所示，以血糖值和HbA1c為準。如果單靠血糖值，因飯前飯後的變化太大，所以也要依據顯示過去1～2個月血糖變化的HbA1c進行診斷。

此外，和歐美白種人相比，日本人無法順利分泌脂聯素（降低肥胖風險的荷爾蒙）的比例較高，另外，還有胰島素的分泌量少、內臟脂肪卻比較多的天生缺陷。因為這些差異，造就日本人容易罹患糖尿病的體質。

從內臟脂肪的增加演變至糖尿病的過程

內臟脂肪一增加……

脂肪細胞

分泌

脂聯素

- 代表性的有用物質
- 輔助胰島素發揮作用

分泌下降

TNF-α

- 代表性的促炎因子
- 降低胰島素的作用

這邊增加了!

胰島素的作用下降，葡萄糖囤積在血液之中 ＝ **高血糖**

若超過以下的基準則判定為糖尿病

判定項目	正常型	糖尿病型
空腹時的血糖值	不到110mg／dl	超過126mg／dl
空腹時間以外的血糖值	－	超過200mg／dl
HbA1c※	－	6.5%以上

※血液中血紅蛋白的糖化比例。從此數值可掌握過去1～2個月的血糖變化。
※資訊來自日本厚生勞動省「e-健康網」。

日本人容易罹患糖尿病？

日本人和歐美的白種人相比……

- 有些人脂聯素的分泌量少
- 胰島素的分泌量只有一半到1／4
- 容易囤積內臟脂肪

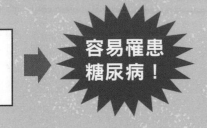

➡ **容易罹患糖尿病！**

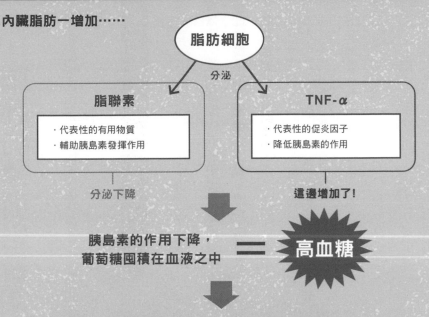

肥胖的負面影響③ 脂質異常症

◎血液中的脂質量多到異常的程度

脂質異常症也是肥胖引起的疾病之一。**所謂的脂質異常症，意即血液中的脂質濃度超過基準範圍。若從飲食中攝取過量的脂質，導致脂質大量囤積在脂肪細胞就容易發病。**脂質異常症本身沒有特別的自覺症狀，但如同即將在第44頁所介紹的，它會成為導致動脈硬化的原因，是嚴重威脅健康的危險狀態。

說到血液中的脂質，主要有中性脂肪和膽固醇。中性脂肪是體脂肪的來源，通常有一定的量流通於血液之中，如果內臟脂肪增加，身材變得肥胖，中性脂肪的濃度也會隨之提高。以具體的數值而言，如果血液中的濃度超過１５０ｍｇ／ｄｌ就是脂質異常症。

另一方面，膽固醇則是製造細胞膜和荷爾蒙的原料，有好壞兩種之分。兩者通常會維持均衡的狀態，但**內臟脂肪的增加會促使好膽固醇減少，使血管壁容易增加附著物。附著物的增加會導致血管變硬，容易引發動脈硬化。**以具體的數值來說，若血液中好的膽固醇濃度低於40ｍｇ／ｄｌ，則屬於脂質異常。不過，有關壞膽固醇的部分，目前並未有人提出與肥胖的關聯性。

因內臟脂肪增加而演變成脂質異常症的流程

正常的狀態　　　　**內臟脂肪一增加……**

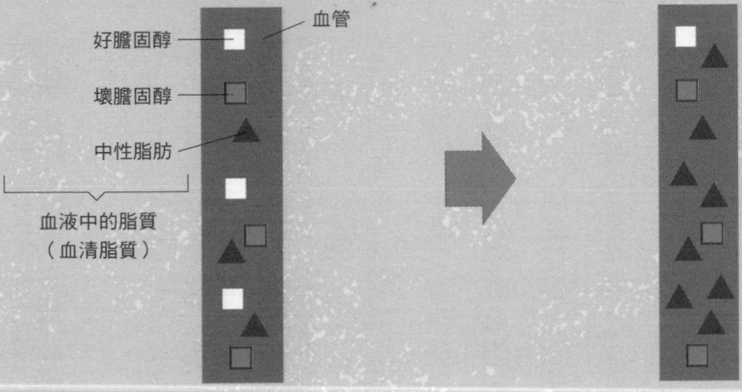

好、壞膽固醇與中性脂肪維持均衡的狀態並存。

好膽固醇減少，中性脂肪增加。

脂質異常症

好膽固醇減少 → 導致動脈硬化

中性脂肪增加 → 妨礙胰島素的分泌

脂質異常症的診斷基準

若符合以下的基準就會被診斷為脂質異常症

判定項目	基準
HDL（好）膽固醇	不到40mg／dl
LDL（壞）膽固醇	超過140mg／dl
中性脂肪	超過150mg／dl

※兩者都是以空腹時的數值為基準。
※資訊來自日本厚生勞動省「e-健康網」。

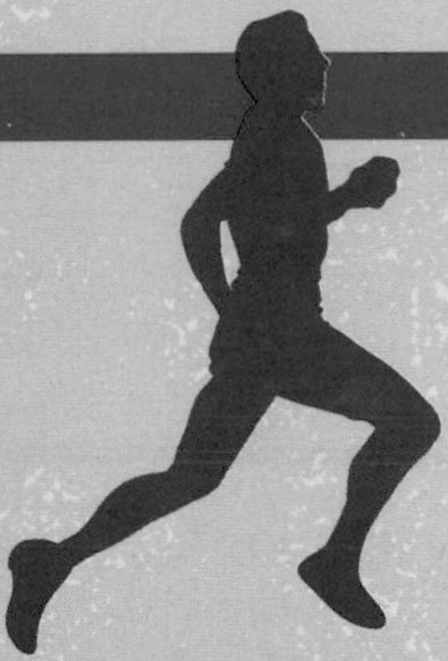

脂質異常症可依靠運動和減重得到改善。

肥胖的負面影響④ 動脈硬化

事實上，一旦被判定為代謝症候群，如果繼續放任不管，會引起動脈硬化，提高死亡風險，是千萬不可掉以輕心的危險狀態。

代謝症候群的具體診斷基準如下頁所介紹，男性的腹圍超過85ｃｍ、女性的腹圍超過90ｃｍ，同時在高血壓、高血糖、脂質異常症中符合兩項以上。包含只符合一項的「代謝症侯群後備軍」，據估計日本的男性每2人有1人、女性每5人有1人。

棘手的是代謝症候群本身沒有自覺症狀。換言之，等到發現卻為時已晚。為了避免這樣的憾事發生，最重要的是定期接受代謝症候群檢查。

◎代謝症候群的威脅

接下來要介紹的動脈硬化，就是已說明過的高血壓、糖尿病（高血糖）、脂質異常症持續惡化的結果。**所謂的動脈硬化，就是動脈的血管變硬，處於容易阻塞的狀態。腦血管阻塞意即腦梗塞，心臟的血管阻塞意即心肌梗塞，嚴重可致命。**

有鑑於此，高血壓、高血糖、脂質異常症這三項被列入代謝症候群的診斷項目。我想許多人就算聽過代謝症候群，是不是也不以為意，覺得「只要改善生活習慣就不用擔心」呢？

代謝症候群的診斷基準

腹圍 → 男性超過85cm、女性超過90cm

＋

高血壓 → 收縮壓超過130mmHg、舒張壓超過85mmHg

高血糖 → 空腹時血糖超過110mg／dl

脂質異常症 → HDL高密度膽固醇不到40mg／dl
中性脂肪超過150mg／dl

符合2項以上

↓

代謝症候群

※基準由日本的內科系8學會所訂定

代謝症候群的末路是動脈硬化

所謂動脈硬化……

動脈的血管變硬，產生血栓，造成血管容易阻塞的狀態。

腦部血管阻塞就是
腦梗塞

心臟的血管阻塞就是
心肌梗塞

肥胖的負面影響⑤ 癌症

◎肥胖與癌症的關係是眾所皆知的事實

肥胖會引起的不只有代謝症候群。事實上，**日本國立癌症研究中心和世界衛生組織（WHO）等機構和組織，都已提出肥胖的程度和罹患癌症的風險成正相關的說法。**

舉例來說，國立癌症中心在《基於科學根據的癌症預防》一文中，指出BMI超過27的人，停經之後罹患乳癌、大腸癌、肝癌、子宮內膜癌等癌症的風險高於一般人。另外，世界衛生組織也列舉出結腸癌、食道癌、肝癌等13種癌症，主要成因都是肥胖。且透過多項其他研究，讓一般大眾更加認識到肥胖即是致癌的原因。

為何肥胖會是致癌的元兇呢？雖然說法不一，但目前把原因假設成和胰島素有關的研究正備受矚目。**所謂的細胞凋零，意即人體多餘的細胞會自動死亡，但因肥胖導致胰島素的濃度增高時，細胞凋零的現象便不容易發生。**換句話說，理應消滅的癌細胞會繼續殘留在體內。另外，也有人提出高濃度的胰島素會促使癌細胞增殖。不論說法為何，由此可見肥胖對癌症的影響力，因此，我們的當務之急就是消除肥胖。

肥胖與癌症的關係

癌症造成的死亡風險與BMI

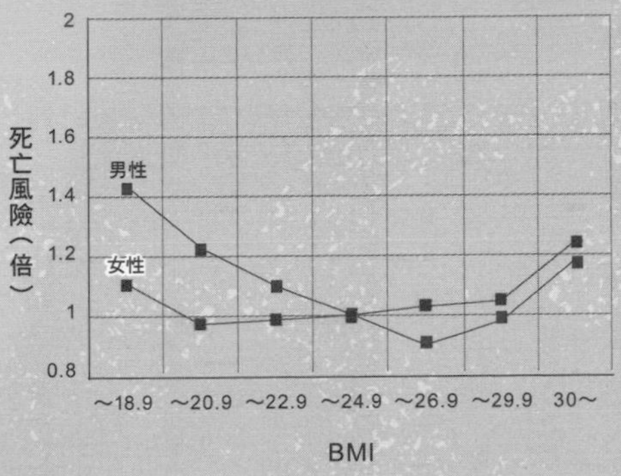

被提出與肥胖有關的癌症

風險確實增加

乳癌（停經後）

風險幾乎確實增加了

大腸癌、肝癌

有可能會提高風險

子宮內膜癌

乳癌（停經後）※BMI30以上

根據國立癌症中心的發表，不論男女，只要BMI超過27，罹癌的致死風險都會提高。尤其是右上方列出的癌症，傾向更是明顯。此外，過瘦也會提高罹癌的風險，但是一般認為原因是營養不足。

※資料來源是國立癌症研究中心發行的《基於科學根據的癌症預防》。

為何肥胖會導致癌症？

內臟脂肪的增加造成胰島素分泌過剩

高濃度的胰島素 讓細胞凋零的現象不易產生	高濃度的胰島素 促進癌細胞的成長

何謂細胞凋零?

為了維持生命，多餘、不要的細胞會主動死亡的機制，蝌蚪的尾巴即是其中一例。如果細胞凋零的現象變得不容易發生，據說原本應該消滅的癌細胞就會繼續殘留。

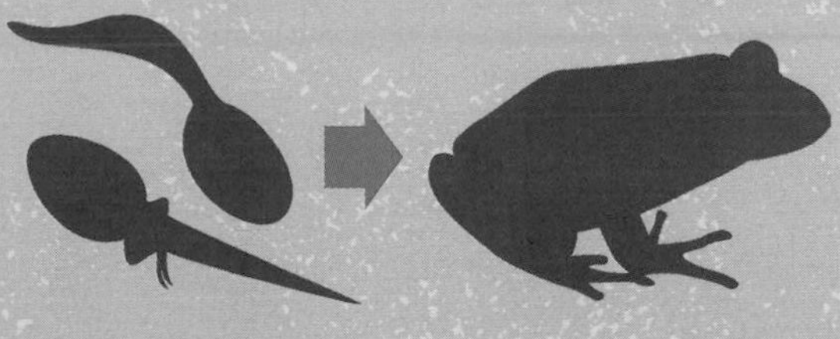

肥胖的負面影響⑥ 腸胃不適

◎腸胃會受到內臟脂肪的壓迫

內臟脂肪若是增加，我們要注意的是除了胰島素和血中脂質會受到影響，還有內臟脂肪本身造成的妨礙。**內臟脂肪的功能是附著在內臟周圍以固定內臟，但如果增加過量，反而會壓迫到內臟，使其功能受到妨礙。**

舉例來說，如果內臟脂肪壓迫到胃，使其無法順利活動，那麼原本應該運送到腸的食物和胃酸可能會往食道逆流。食道和胃不同，對酸的承受力很低，所以胃酸若是逆流，會造成黏膜潰爛，這種情況就是所謂的逆流性食道炎。另外，如果壓迫到腸，腸子在消化食物的同時，把食物殘渣推到出口的動作會受到阻礙，因此糞便無法順利排出，形成便祕。對女性而言，子宮和卵巢周圍也是容易囤積內臟脂肪的部位，如果因此壓迫到腸，同樣容易引起便祕。

除此之外，**如果下腹部的內臟脂肪壓迫到膀胱，也需要提高警覺。**膀胱的蓄尿量在受到壓迫的情況下會受到影響，造成頻尿。如果是尿道受到壓迫，則會讓尿液不易排出。一旦演變成上述狀態，半夜就會頻頻起床上廁所。這種情況出現於男性的機率較高，因為女性的膀胱上方有子宮，所以子宮比膀胱更容易受到壓迫。

腸胃一旦受到內臟脂肪的壓迫……

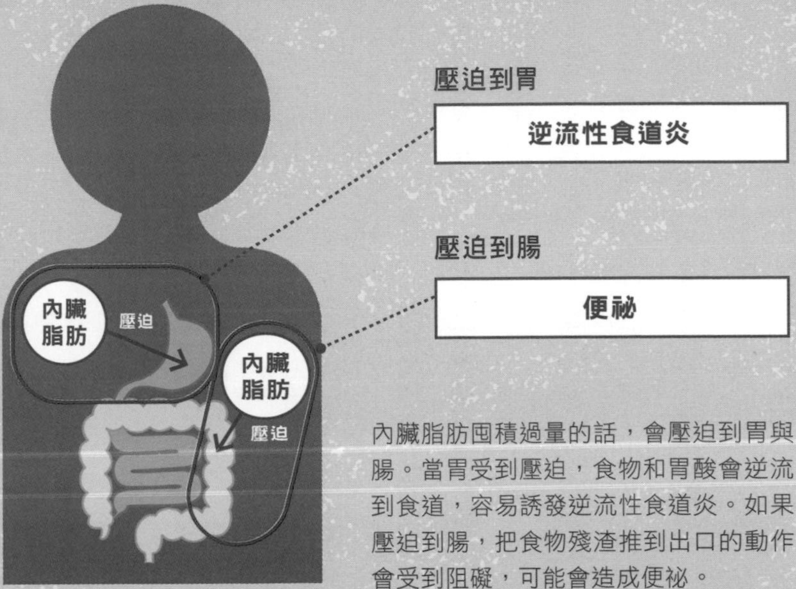

內臟脂肪囤積過量的話，會壓迫到胃與腸。當胃受到壓迫，食物和胃酸會逆流到食道，容易誘發逆流性食道炎。如果壓迫到腸，把食物殘渣推到出口的動作會受到阻礙，可能會造成便祕。

因為膀胱受到壓迫，有時候會變得頻尿

膀胱被內臟脂肪壓迫時，儲存尿液的功能會受到影響；若尿道受到壓迫，會變得排尿不易。若演變成這樣的狀態，會出現頻尿。因膀胱受到壓迫而頻尿的現象好發於男性。

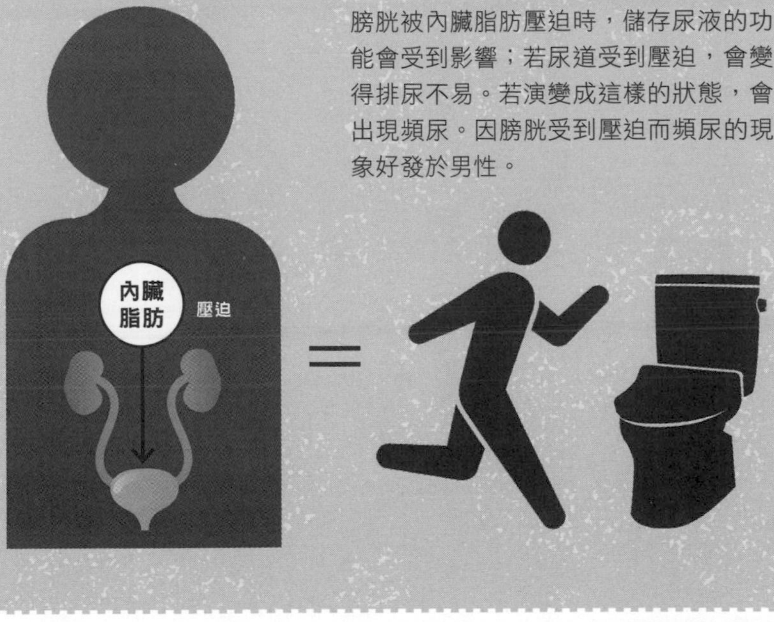

肥胖的負面影響⑦　生理不順、不孕

◎高濃度的胰島素會妨礙排卵

不曉得各位是否知道，女性的生理不順和不孕，其實也受到肥胖的影響呢？兩者乍看之下是毫不相干的兩件事，事實上，**如果內臟脂肪的增加造成胰島素濃度升高，就會對生殖機能產生影響，引發生理不順和不孕。**

具體來說，首先引發的是排卵障礙。排卵變得困難，結果造成經期變長或是無月經，也就是俗稱的生理失調。另外，也有人指出多囊性卵巢症候群與肥胖的關係。所謂的多囊性卵巢症候群，意即卵泡無法發育、無法順利排卵的疾病。其名稱源自有許多卵泡滯留在卵巢。胰島素的濃度升高會造成男性荷爾蒙的分泌增加，而男性荷爾蒙正是抑制卵泡發育、妨礙排卵的原因。有時也會伴隨青春痘、毛髮變得濃密等情況。

另一影響是使卵子的品質降低。**如果卵子的品質不佳，即使受精了，胚胎（剛成形的生命）可能還是無法繼續發育，順利著床。因此懷孕不容易成功，就是所謂的不孕。**

苦惱生理不順和不孕的女性，如果有體重超重的情形，有時只要減輕體重就能獲得改善。換言之，消除肥胖就是改善不孕的最佳方法之一。

內臟脂肪增加會使排卵出現障礙

因內臟脂肪增加，造成胰島素分泌過量。

↓

無法正常排卵

↓

生理不順

一旦排卵變得困難，經期就會延長或停止，這就是所謂的生理失調。

多囊性卵巢症候群

排卵障礙之一。一般認為，原因是胰島素濃度升高導致男性荷爾蒙的分泌增加，妨礙了卵泡發育。

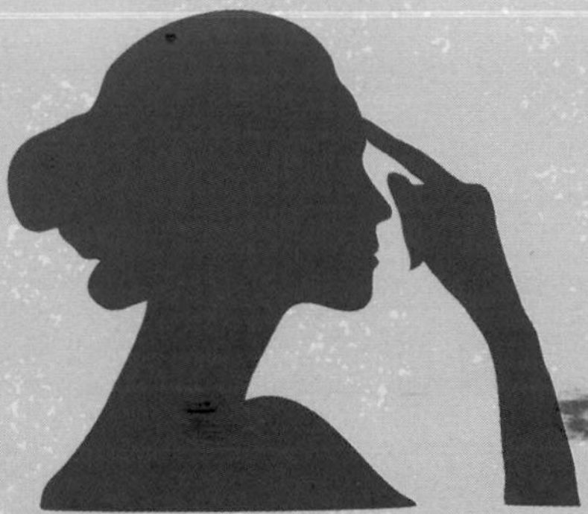

受孕率下降

即使排了卵，但卵子的品質低落，無法使受精卵繼續發育，不易著床。演變成難以受孕的不孕狀態。

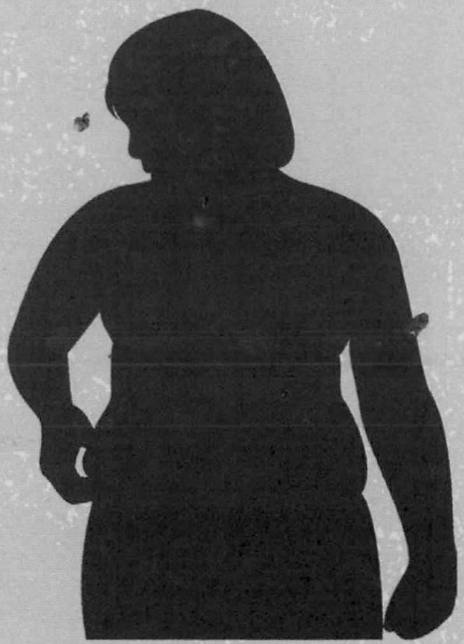

消除肥胖是不孕治療的方法之一

如果肥胖是造成不孕的原因，那麼只要減重，有時就能改善不孕。消除肥胖可說是解決不孕的方法之一。

但是體重過輕也要注意

體重過輕也會成為不孕的原因。因為皮下脂肪減少，會使雌激素變得分泌不足。

肥胖的負面影響⑧ 失智症

◎釐清真相！肥胖與失智症的關係

提到失智症，不知道各位是否以為它是一種只要人上了年紀都有可能發病，而且束手無策的疾病呢？事實上，**目前已經證實身材肥胖的人容易罹患失智症**。我想有人可能會心生感嘆，原來肥胖對身體造成的影響是如此巨大。

根據美國和瑞典的研究，比較肥胖、高血壓、高血糖、脂質異常症的人和沒有上述症狀的人，結果據說前者罹患失智症的機率較高。尤其是符合每一項代謝症候群項目的人，和沒有符合任何一項的人相比，罹患失智症的風險居然高出6倍之多！另外，**有關罹患失智症中最普遍的阿茲海默症患者，據說內臟脂肪過多的比例高達60％**。除此之外，有代謝症候群的人，一旦失智症病發，據說認知機能會很快惡化，可謂是雪上加霜。

至於說到肥胖為何會提高失智症風險，原因還是與胰島素脫不了關係。一般認為，**阿茲海默症的發病原因是名為β澱粉樣蛋白的蛋白質，不斷累積在腦部的神經細胞。而內臟脂肪的增加，導致胰島素的效用減弱，會加速β澱粉樣蛋白的累積**。此外，另一個理由是由脂肪細胞分泌的有害物質也促使β澱粉樣蛋白累積。

提高失智症發病風險的主因

- 高血壓
- 高血糖
- 脂質異常症

就是標準的代謝症候群

- 抽菸

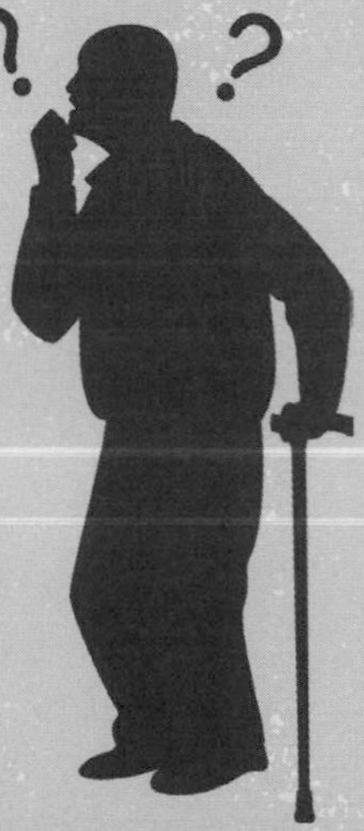

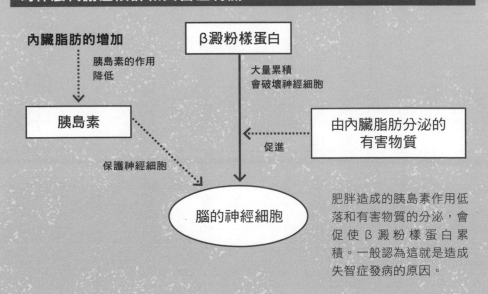

也有研究指出內臟脂肪的增加，

提高失智症的風險達6倍之多。

根據美國和瑞典的研究，同時符合高血壓、高血糖、脂質異常症的人，罹患失智症的風險會提高6倍。

為什麼代謝症候群和失智症有關？

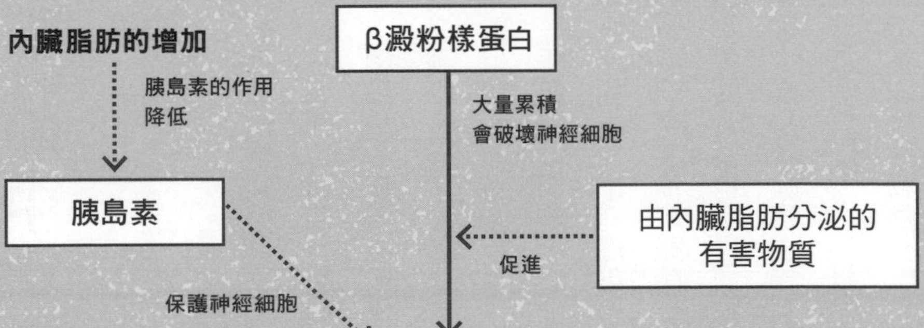

肥胖造成的胰島素作用低落和有害物質的分泌，會促使β澱粉樣蛋白累積。一般認為這就是造成失智症發病的原因。

肥胖的負面影響⑨ 睡眠呼吸中止症

◎肥胖會妨礙呼吸

肥胖的負面影響不是就此結束。肥胖還會引起缺氧，妨礙呼吸。

不論是內臟脂肪還是皮下脂肪，如果增加過量，對身體都是束縛，使呼吸的動作受到壓迫。這也是為什麼肥胖的人，經常會出現呼吸能力下降、肺活量不足的情形。

尤其要注意的是，囤積在脖子的脂肪會壓迫氣管，使出入肺部的空氣受到限制，造成睡眠呼吸中止症。**所謂的睡眠呼吸中止症，正如字面上的意思，就是睡眠時出現呼吸中止的現象。**前兆之一是打呼，如果發作得太頻繁，呼吸暫停的時間甚至會長達10秒。呼吸暫停，**對腦部、心臟、血管都是負擔，導致狹心症和心肌梗塞發作的例子也時有所聞。**睡眠呼吸中止症並非只是呼吸暫停的小事，而是相當危險的症狀。

肥胖並不是睡眠呼吸中止症唯一成因，但許多睡眠呼吸中止症的人，都有體重過重的問題。

除此之外，我們也不能忽略體脂肪增加得愈多，代表身體需要的氧氣也隨之增加，對呼吸會造成負擔的事實。光是呼吸容易受到壓迫，導致吸吐變得更加頻繁這一點，對身材肥胖的人來說，就是不可小覷的重大風險。

肥胖會引起缺氧

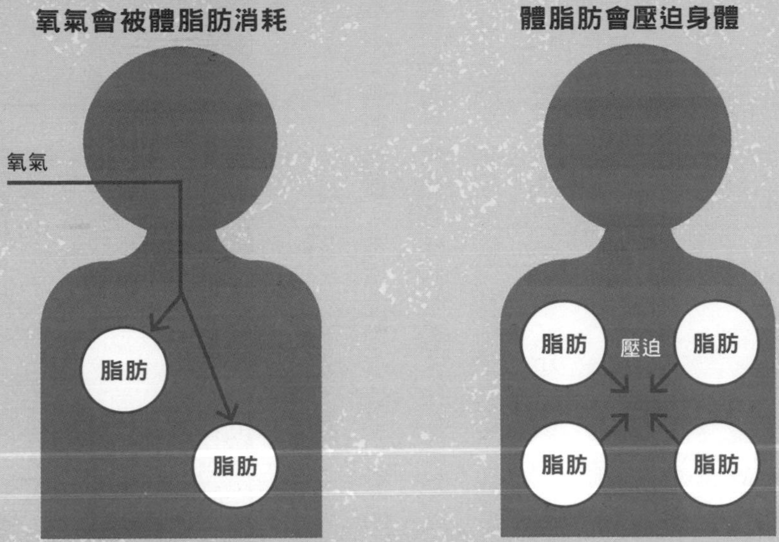

體脂肪增加得愈多，代表消耗的氧氣也愈多。為了得到更多氧氣，呼吸的頻率只能跟著增加。

體脂肪會束縛身體，使呼吸的動作受到壓迫。造成呼吸能力減退，肺活量下降。

有時候還會引起睡眠呼吸中止症

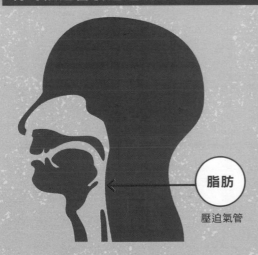

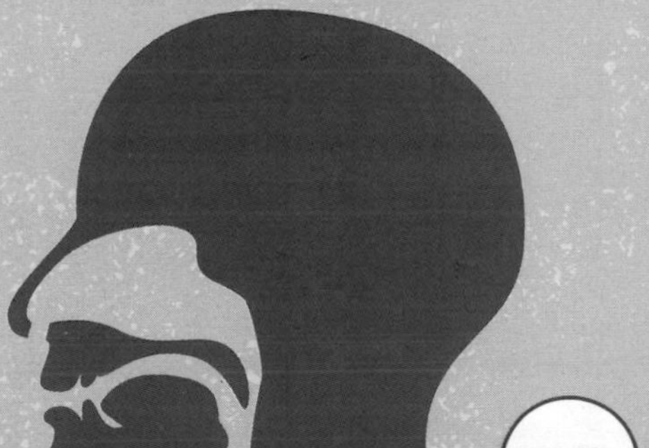

呼吸出現障礙

↓

無法吸取足夠的氧氣

↓

睡眠呼吸中止症

附著在脖子的脂肪若壓迫到氣管，空氣會不容易進入肺部。有可能引起睡眠時呼吸一再暫停的睡眠呼吸中止症。

肥胖的負面影響⑩ 骨骼和關節的異常

◎體重過重會引發關節炎

當然，我們也不能忽略肥胖造成體重增加所帶來的風險。**體重變重，會增加對骨骼和關節的負擔，容易使腰部和膝蓋等處受傷。**因為骨骼並不會隨著體脂肪的增加變大，如果用來支撐體重的肌肉不足，骨骼就必須承受更沉重的負擔。尤其是女性，一來肌肉比男性脆弱，骨質密度也容易降低，所以風險更高。

骨骼和關節疼痛的症狀包括變形性關節炎等。連結骨頭的關節之間有軟骨作為緩衝，若負擔過重的情況一直持續，日積月累下來，軟骨會不斷耗損，最後引起關節發炎，甚至變形，這就是所謂的變形性關節炎。繼續惡化的話，除了疼痛產生、關節活動度受限，生活上也會產生各種不便。**雖然變形性關節炎發病的機率會隨著年齡的增長提高，不過請記住肥胖也是要因之一。**

基於同樣的道理，如果是背骨受損，會引發變形性脊椎症和椎間盤突出。因背骨變形而壓迫到神經的是變形性脊椎症，因為位於背骨的各骨之間的椎間盤變形而壓迫到神經的是椎間盤突出。兩者會引起腰痛等症狀，但追根究柢起來，發病的原因都和肥胖脫不了關係。

因身體的重量導致變形性關節炎

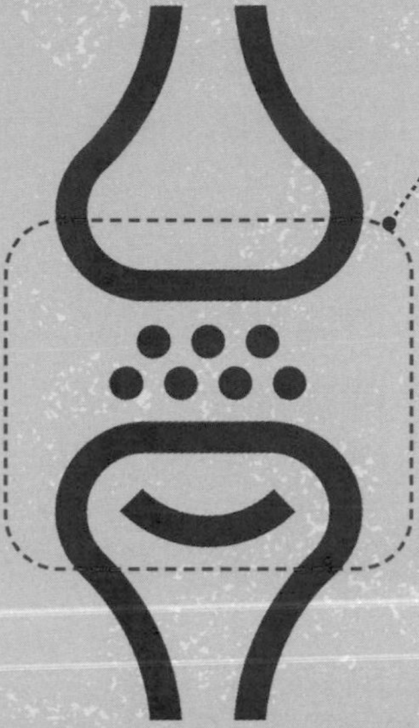

慢性的負荷過重，
造成軟骨變形、磨損。

↓

變形性關節炎

- 關節疼痛
- 關節的活動度受限

體重增加的話，對關節會造成慢性負擔。如果軟骨因此磨損，關節會發炎，硬骨之間會直接接觸。除了伴隨疼痛，關節的活動度也會受限，造成生活上的種種不便。

脊椎如果受傷，會引發變形性脊椎症和椎間盤突出

背骨和椎間盤變形

↓

壓迫到神經

↓

變形性脊椎症

椎間盤突出

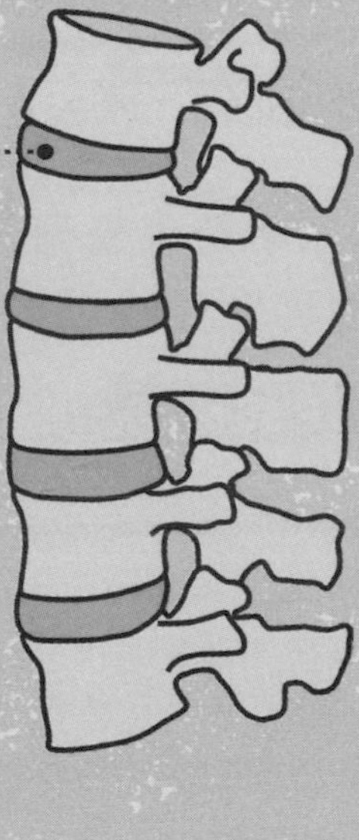

背骨若長期承受過重的負荷，將會造成椎間盤變形，壓迫到神經。這是腰痛的原因之一，有時也會伴隨手腳麻痺的症狀。

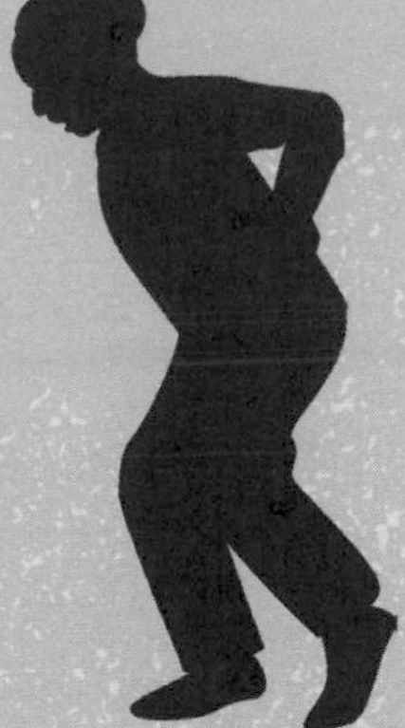

第2章的重點

肥胖帶來的後果不僅是體重增加，
還會分泌出許多有害物質，加速各種疾病產生。

P.36～37

高血壓、高血糖、脂質異常症，
代謝症候群的末路是動脈硬化，
死亡風險也大為提高。

P.38～45

肥胖與癌症有關已是眾所皆知的事實

P.46～47

罹患失智症的人有很高的比例是身材肥胖，
不正常的生活作息會導致認知機能衰退。

P.52～53

當然體重增加本身也會帶來風險，
肥胖是腰部和膝蓋受傷的原因。

P.56～57

肥胖的結果不單是體重增加，最大的問題是會引起各種疾病。包括高血壓、糖尿病、動脈硬化、癌症、失智症等，只要體重過重，罹患上述疾病的風險都會增加。相信各位讀過本章以後，一定會很想趕快消除身上的贅肉。

第 3 章

減少內臟脂肪的飲食法

減少體脂肪的4大原則　讓你不會發胖的最強飲食法　60
與其在意「進食的順序」，最重要的是飲食的內容！　62
不吃東西的減重方式絕對NG　64
透過維生素的攝取，促使醣類和脂質不斷消耗！　66
「礦物質」是至關重要的營養素　68
選擇能夠降低體脂肪的優秀食材　70
不論是動物性還是植物性，
只要攝取了油脂都會變成脂肪嗎？　72
肉類的首選是瘦肉和雞胸肉　74
如果想降低體脂肪，把握烹調的原則是
「燒烤比油炸好」「燉煮、清蒸比油炸好」　76
「無糖類」＝「無醣」嗎？　78
「酒為百藥之長」的說法不是真的？造成肥胖的高熱量飲料　80
哪些酒適合減重的時候喝？　82
即使喝酒也絕對不會發胖的聰明喝法、吃法　84
青背魚具備不容易囤積內臟脂肪的驚人力量！　86
海藻拯救日本人容易發胖的體質　88
凍豆腐具備防止肥胖的力量　90
凍豆腐也有消除內臟脂肪的效果　92
吃粥可替腸胃排毒，提升代謝　94
低醣減重法真的好嗎？　96

減少體脂肪的4大原則 讓你不會發胖的最強飲食法

◎試著控制自己的食慾

我想，如果可以不必在意體重，想吃什麼就開懷大吃，應該是全天下最幸福的事吧！但現實畢竟是殘酷的，即使是已養成運動習慣的人，如果飲食毫無節制，照樣會養成代謝症候群的體型。

每天攝取的飲食是日常生活所需的能量來源，也是製造身體的材料，所以重視營養均衡，多吃有益身體的食物很重要。尤其是很在意體重和體脂肪的人，必須對飲食多花一點工夫。舉例來說，起碼要養成三餐規律的習慣。每天在固定的時間用餐，好處是即使肚子有點餓了，心裡也很清楚「反正等到〇點就可以吃飯了」，就能夠忍耐不吃零食。

另外，**如果吃飯時養成細嚼慢嚥的習慣，得到的飽足感會超過實際攝取的分量。**相反地，狼吞虎嚥的缺點是，在腦部覺得吃飽前，人會吃下超過必要的分量，所以變胖是必然的結果。擔心自己吃太多的人，最好減少主食和主菜的分量，多吃富含食物纖維的沙拉。即使還沒吃完，但只要覺得「肚子飽了」，就立刻停下筷子的果決力也很重要。

減少體脂肪的飲食法

①養成三餐規律的習慣

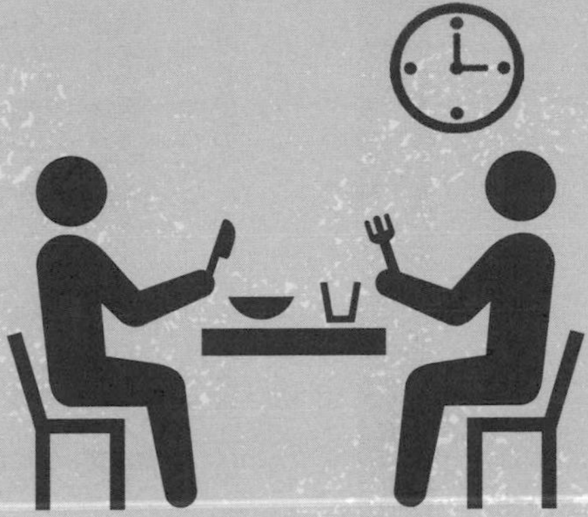

每天定時攝取營養均衡的三餐。如果想吃就吃，想吃什麼就吃什麼，註定只能看著體脂肪節節高升了。

②不要心急，記得細嚼慢嚥

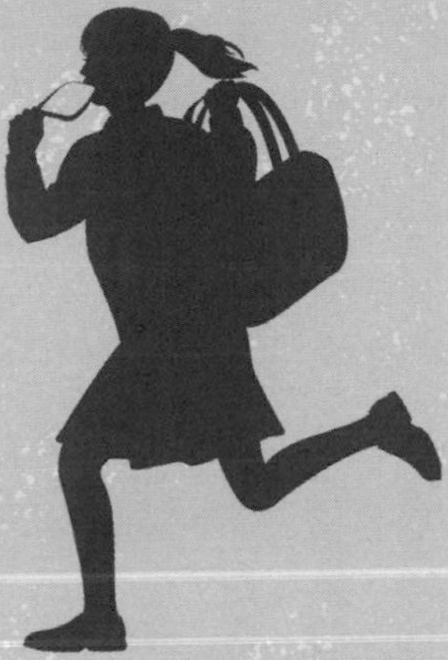

細嚼慢嚥有助消化吸收，讓腦部接收「我正在吃」的信號。咀嚼的次數愈多，可以得到愈多超出實際吃下分量的飽足感。

③多攝取食物纖維

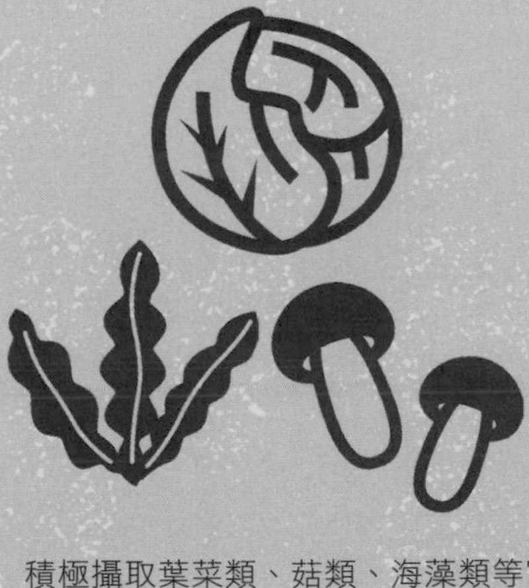

積極攝取葉菜類、菇類、海藻類等富含食物纖維的食材，除了可抑制血糖上升，也容易有飽足感。

④切記不要想著「沒吃完很可惜」

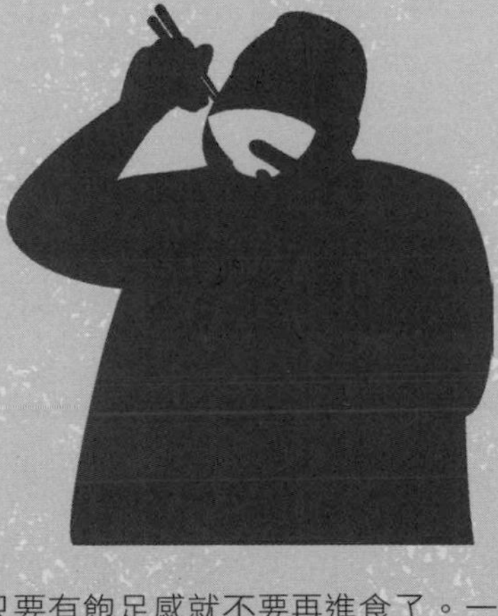

只要有飽足感就不要再進食了。一直覺得「吃不完好浪費」，那麼體脂肪就只會不斷增加了。

第3章
減少內臟脂肪的飲食法

與其在意「進食的順序」，最重要的是飲食的內容！

◎光是改變進食的順序瘦不下來

近年來，各地都掀起了瘦身風潮，媒體也競相報導各種時下最流行的減重方法，其中最受到矚目的包括「先吃肉飲食法」和「先吃菜飲食法」等講究「進食順序」的方法。

「先吃肉飲食法」和「先吃菜飲食法」都屬於建議限制醣類攝取的瘦身法。其**具體作法是把米飯和麵包等主食（＝醣類）留到最後，先吃肉類和魚類等主菜（以蛋白質為主），或者是沙拉（以纖維質為主），好讓進餐時的血糖值緩慢上升，達到不易發胖的效果。**雖然這種進食方法的效果已獲得醫學上的證實，但說到是否能夠靠這個方法順利減重，答案或許有些出人意料。總而言之，「進食順序」雖然重要，但各位應該更重視的是「飲食的內容」。簡單來說，就是自己到底吃了什麼。

即使把主食留到最後再吃，藉以讓血糖值緩慢上升，但只要攝取的分量不變，到頭來還是攝取了同樣的熱量。另外，**雖然不吃白飯，卻吃了大量的肥肉和高糖分水果，是本末倒置的作法。**如果有心想減重，選擇適合瘦身的食材，以適當的調理法料理，並且注意量的攝取，才是真正的不二法門。

重要的不是順序而是內容

改變進食的順序，藉由抑制血糖的上升以達到瘦身的目的，雖然也是不少人實踐的方法，但如果進食的分量不變就沒有意義了。能夠瘦下來的關鍵，終究取決於吃了多少，也就是攝取的熱量。

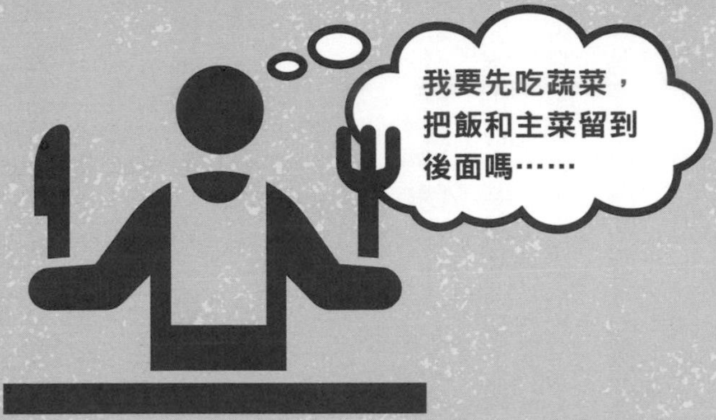
我要先吃蔬菜，
把飯和主菜留到
後面嗎……

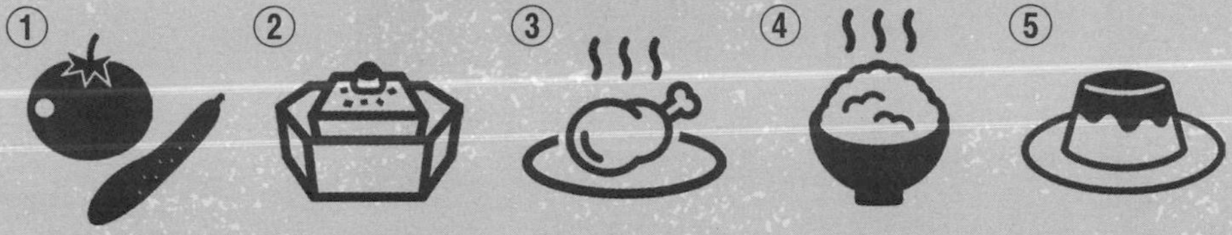
①
②
③
④
⑤

適合瘦身的食材

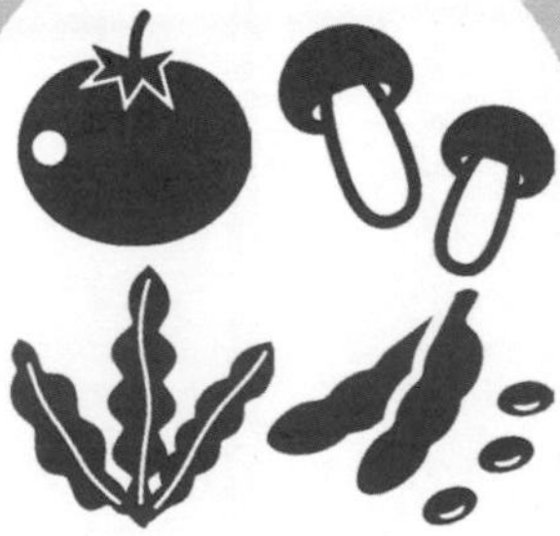

建議多攝取維生素和食物纖維含量豐富的蔬菜、海藻、豆類。不過，薯芋類、南瓜、水果等也含有大量的醣類，所以瘦身期間要適可而止。

魚類含有的油脂出乎意料的多。相較之下，花枝和貝類的脂肪較低，蛋白質的含量也豐富，值得推薦。

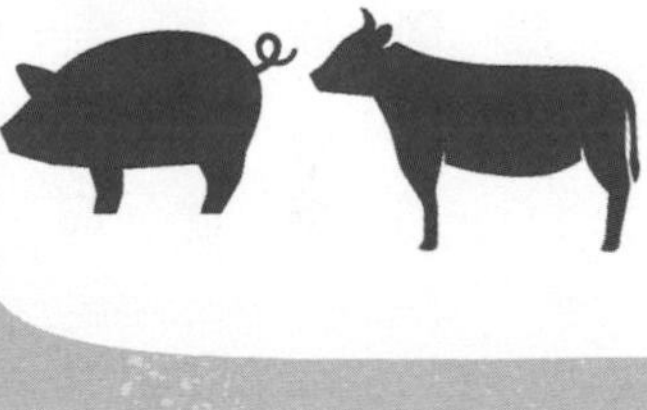

如果要食用肉類，最好避開脂肪多的部位，選擇菲力或雞胸肉。

不吃東西的減重方式絕對NG

◎一定要確實攝取「三大營養素」

飲食限制是瘦身的一部分，但並不是只要不吃東西，或者減少進食的次數和分量就好了。當然，如果不吃三餐，體重和體脂肪都會降低，但這種不顧營養均衡的減重方式，很可能會損害身體健康。

人類為了維持身體運作所需要的三大營養素分別是「碳水化合物（醣類）」「蛋白質」「脂質」。在意體脂肪的人，或許聽到不能不攝取醣類和脂質，心裡會覺得矛盾，但這3種成分是製造身體的材料，是為了維持身體運作所不可欠缺的「三大營養素」。

「三大營養素」的每一種都可以從日常的飲食充分攝取，各位不需要刻意補充特定的食物。但棘手的是，若採取以減少飲食這種激烈的方式減重，身體為了彌補不足的分量，便會透過其他方式補充，反倒變成一種麻煩。舉例來說，**當身體活動所需的能量來源─醣類和脂質出現短缺，就會分解自己身上的肌肉和內臟所含的蛋白質，**這樣對身體當然不是好事。

許多人減重的時候，難免對攝取的卡路里斤斤計較，但在了解「三大營養素」的功用之後，請務必攝取足夠的分量，以供身體所需。

三大營養素各自的功用

碳水化合物

身體活動的能量來源

也稱為醣類，是全身所有運動的能量來源。如果醣類不足，身體就會改從肌肉和內臟的蛋白質獲取能量。

多醣類
白飯和麵包、薯芋類等。

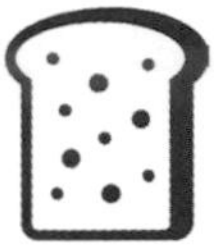
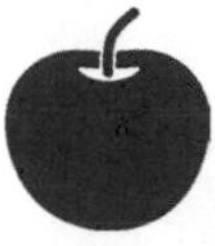
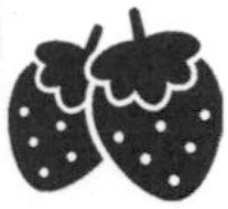

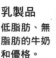

寡醣類
砂糖、麥芽糖、牛奶等。

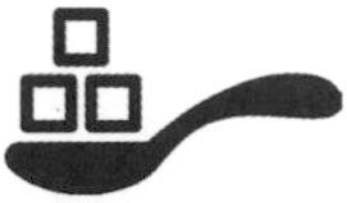

單醣類
水果、穀物和蜂蜜等。

蛋白質

製造身體一切零件的材料

製造肌肉、骨骼、臟器、血液等所有細胞的材料。蛋白質由約20種胺基酸所組成，其中有8種無法在體內合成，只能透過飲食攝取，所以又稱為必需胺基酸。

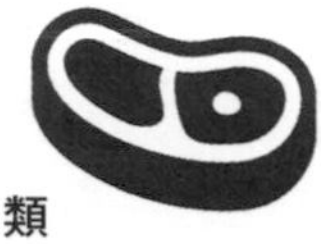

肉類
瘦肉和里肌肉、雞柳等。

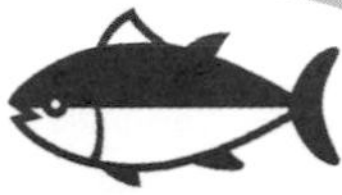

魚貝類
白肉魚、花枝、章魚、貝類等。

乳製品
低脂肪、無脂肪的牛奶和優格。

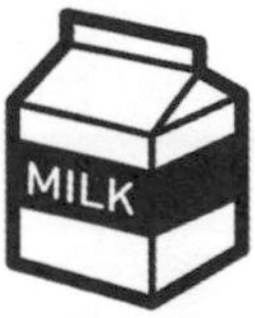

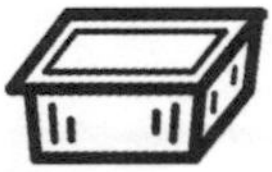

黃豆製品
豆腐、納豆、豆渣等。

脂質

製造細胞膜，整頓體內環境。

可以攝取膽固醇和中性脂肪等。前者是製造細胞膜和荷爾蒙的材料，後者可當作能量來源使用。如果在體內沒有完全活用，容易成為體脂肪囤積，需特別注意。

植物性油脂
沙拉油、橄欖油、人造奶油等。

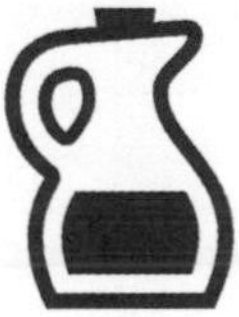
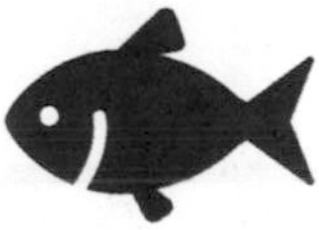

魚油
沙丁魚、秋刀魚、鯖等油脂。

動物性油脂
奶油、豬油、肥肉等。

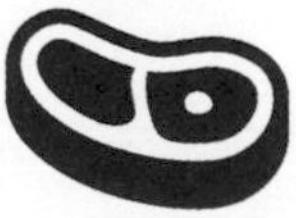

透過維生素的攝取，促使醣類和脂質不斷消耗！

◎優質的維生素可提升代謝

除了「三大營養素」，「各維生素」也是身體不可缺少的成分。**我們攝取到體內的營養素在分解與合成時，維生素協助其作用，可說是觸媒般的角色。透過促進循環、消化、吸收，以提升營養作用。**主要種類包括「維生素A」「維生素B2」「維生素C」「維生素D」這四種。

「維生素A」的作用除了提升眼睛在暗處的順應性，也有幫助皮膚和黏膜維持正常功能的作用。如果在冬天以外的季節，發現皮膚變得粗糙，或許是缺乏維生素A所造成。

「維生素B2」的作用是促進醣類、脂質和蛋白質的代謝。對正在減重的人來說，為了對抗減重的大敵—脂質，更是不可或缺。

「維生素C」除了可以提高鐵質的吸收，也是參與體內膠原蛋白合成的重要成分。不足會造成免疫力下降，微血管變得脆弱，必須積極攝取蔬果。「維生素D」則是輔助鈣質的吸收，對骨骼的形成功不可沒。事實上，除了透過飲食攝取，進行日光浴也是吸收維生素D的方式之一。

為了不僅是減輕體重，還能瘦得健康、美麗，最重要的是藉由積極攝取優質的維生素，幫助身體維持正常的機能。

透過飲食補充優質的維生素

維生素A

鰻魚、豬肉、豬肝、
起司、蛋黃等。

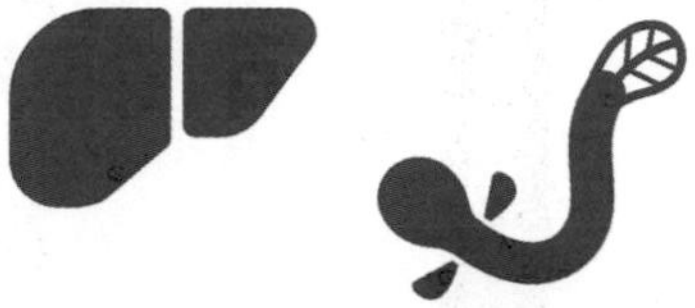

胡蘿蔔素

黃綠色蔬菜的含量很高。

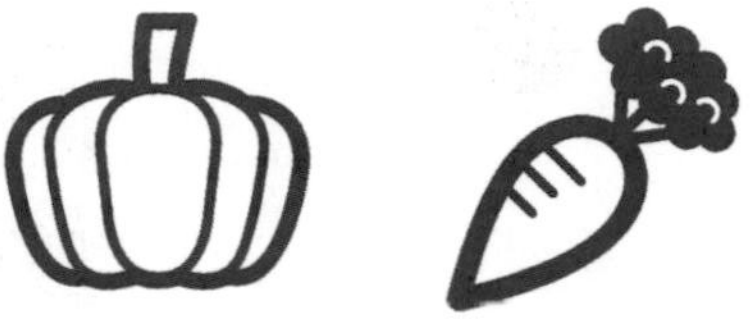

維生素B2

豬肝、豬肉、起司、
牛奶、奶油等。

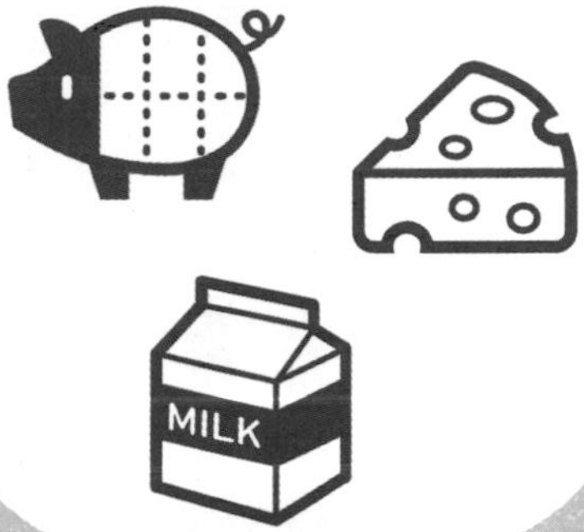

維生素D

魚貝類、蛋、香菇、
木耳等。

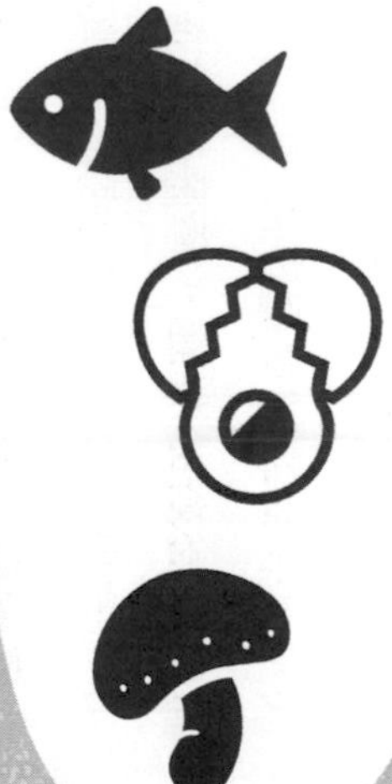

維生素C

柑橘類、草莓、菠菜、青花菜等。

「礦物質」是至關重要的營養素

體內的水分量，輔助心臟和肌肉的運作。但是，如果攝取過量有可能造成血壓上升。作用類似「鈉」的是「鉀」，缺乏鉀會造成神經和細胞的機能減退，甚至導致肌肉無力，需要特別注意。

負責把氧氣運送至全身這個重責大任的是「鐵」。缺乏鐵質會引起貧血，也會造成注意力不集中和全身倦怠無力。製造骨骼和牙齒的是「鈣」，鈣也負責處理神經傳導和血液的凝固。想必各位都有聽過，缺乏鈣會變得焦慮的說法吧。雖然礦物質和體脂肪的多寡沒有直接的關係，卻都是維持生命所不可缺少的營養素。請各位即使在減重期間，也記得要確實補充。

◎礦物質不足會造成生命活動的危機!?

即使聽到有人呼籲「礦物質很重要」，或許還是有些人會不知所以然吧？不過，如果聽到其中最具代表性的「鐵」和「鈣質」，是不是稍微有點概念了呢？起碼知道這兩者「對身體都是必要之物」。

「礦物質」是礦物性的無機物。雖然是人為了維持生命所不可或缺的營養素，但人體無法自行製造礦物性物質，必須透過飲食等從體外攝取。其中有4種主要成分如下。

第一是食鹽的成分「鈉」。鈉的作用是調節

透過飲食補充優質的礦物質

鈉

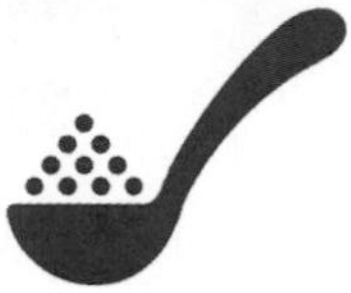

食鹽

鉀

紅蘿蔔、白蘿蔔等根莖類蔬菜、薯芋類、香蕉和哈密瓜等水果。

鐵質

豬肝、秋刀魚、沙丁魚、鰻魚、牡蠣、海瓜子等貝類、豆腐和豆漿等黃豆加工品、菠菜。

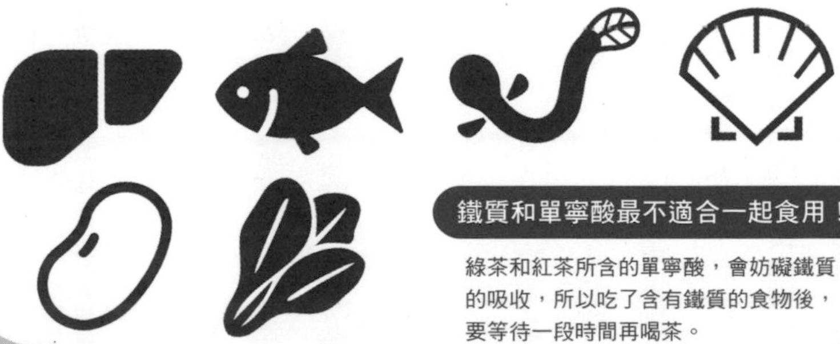

鐵質和單寧酸最不適合一起食用！

綠茶和紅茶所含的單寧酸，會妨礙鐵質的吸收，所以吃了含有鐵質的食物後，要等待一段時間再喝茶。

鈣

牛奶、起司等乳製品、小魚乾和吻仔魚等小魚、海藻類、豆腐和豆漿等黃豆加工製品。

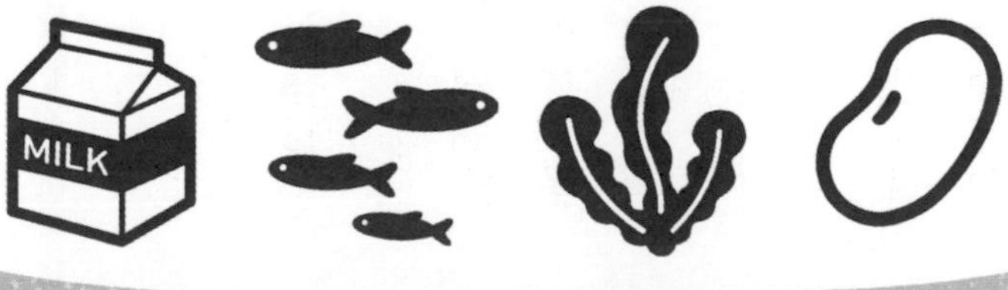

選擇能夠降低體脂肪的優秀食材

◎重點是吃了什麼，以及怎麼吃

其實，只要看看大多數體重明顯超重的人，他們一日的飲食作息，就能夠找出發胖的原因。其中，幾乎從他們每一個人的身上都能發現的共通點是，攝取過多的熱量。**因為透過基礎代謝和運動所消耗的熱量，少於從飲食攝取的總熱量，所以沒有被消耗殆盡的多餘熱量便轉為脂肪，囤積在體內。**

話說回來，突如其來的激烈運動會讓身體吃不消，也可能造成運動傷害。所以，一開始請從低強度的運動做起，再以循序漸進的方式提升運動的強度。另外也請調整飲食的內容，改變想吃什麼就吃什麼的習慣，並且選擇能夠充分攝取必需營養素，熱量也低的食材。

舉例來說，一樣是100g的肉類，沙朗牛大約是500kcal的高熱量；雞腿肉大約是200kcal，不到沙朗牛的一半。一樣都是主食，與其吃1～2個麵包或可頌，不如只吃一碗白飯，攝取的熱量遠比前者少。選擇醬汁、醬油、沙拉淋醬時，也別忘了確認熱量。**像這樣重新檢視自己的飲食內容，盡可能讓攝取的熱量低於消耗的熱量，這就是降低體脂肪的第一步。**

掌握常吃食材的熱量

■主要食材的熱量參考值

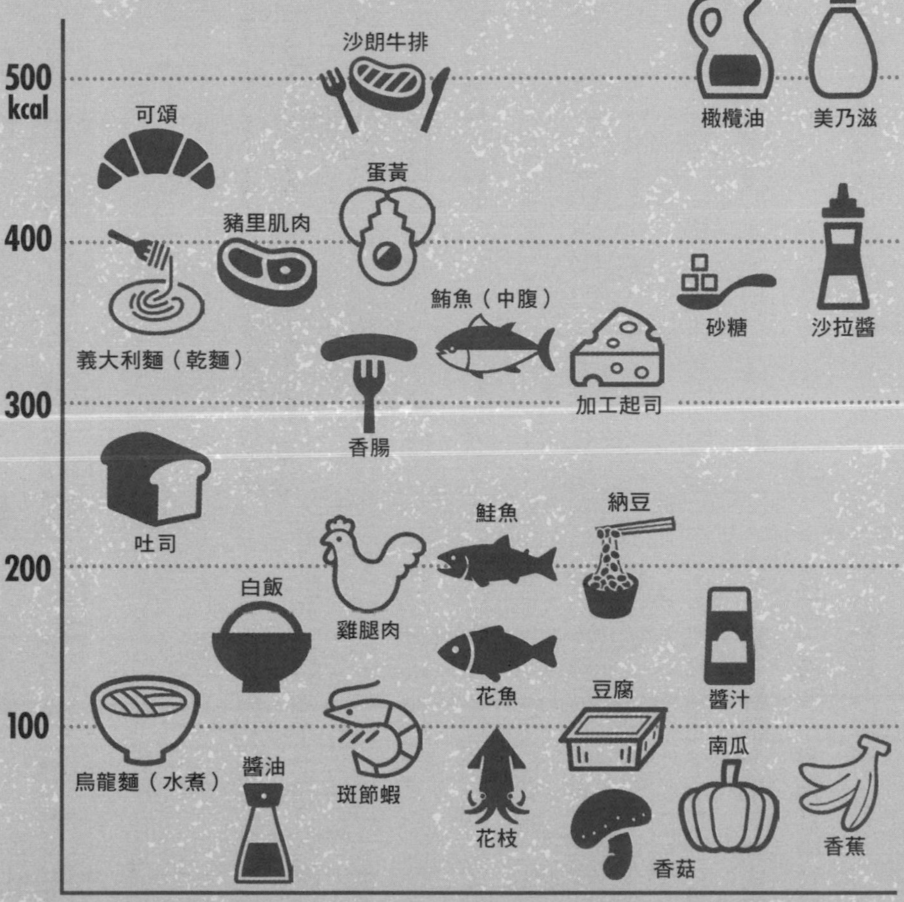

蔬菜和水果的熱量整體來說偏低

日常生活中常吃的食材中，整體來說，蔬菜和水果都屬於熱量偏低的品項。同時富含維生素和礦物質，建議每餐都攝取足夠的分量，以幫助降低體脂肪。如果要吃沙拉，記得避開熱量高的淋醬和美乃滋。

不論是動物性還是植物性，只要攝取了油脂都會變成脂肪嗎？

雖然這則報導稱得上是相當聳動的新聞，但畢竟只是為了實驗，持續餵食脂肪的結果。但是一般人的飲食生活不可能長期只攝取脂肪，所以動物實驗的結果很難說可以直接套用在人類。不過，在時下健康風潮的帶動下，只要經過媒體報導，強調「有益健康」「有助減重」的食材，消費者便趨之若鶩卻也是不爭的事實。各位必須注意的是，若一味跟風，過量攝取某些特定食材，上述的實驗結果很可能在體內重現。**橄欖油和亞麻仁油等許多油類都號稱有益身體健康，但不論是哪一種油，都來自中性脂肪，如果攝取過量，對身體絕非好事。**

◎所有的油脂都是由中性脂肪組成

某個研究機構曾發表了一篇實驗報告，指出**「不論是動物性還是植物性油脂，凡是人體攝取的油脂，最終會轉為體脂肪」**。此報告的公布，等於對世人投下了一顆震撼彈。

這個實驗將實驗動物分為兩組，分別給予動物性脂肪和植物性脂肪，結果發現食用動物性脂肪的組別，內臟脂肪很快就增加。相對地，食用植物性脂肪的組別，則是肝臟累積了中性脂肪，也就是所謂的脂肪肝狀態。總而言之，兩組的體脂肪都大為提升，差異在於囤積的部位不同。

不論哪一種油都會囤積在體內

動物性脂肪（主要是飽和脂肪酸）

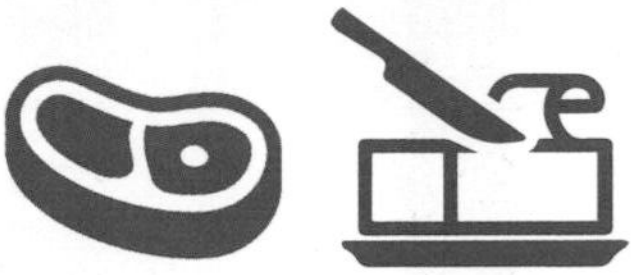

肥肉　奶油　豬油

中性脂肪會囤積在
脂肪細胞中，
使內臟脂肪增加。

植物性脂肪（主要是不飽和脂肪酸）

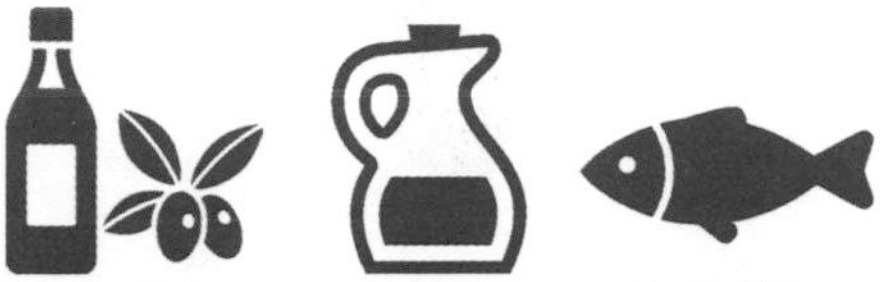

橄欖油　沙拉油　魚油（※）

中性脂肪會囤積在
肝臟的細胞，
導致脂肪肝。

※屬不飽和脂肪酸故歸類於此。

不論是哪一種油類，只要攝取過量都會轉為脂肪。

有些油類有益健康

有些油只要適度攝取，確實有益健康。既然要吃，最好多吃右表中屬於Omega3和Omega9的種類。

不飽和脂肪酸	Omega3脂肪酸	富含於亞麻仁油、荏胡麻油、紫蘇籽油、紫蘇油、青背魚油等。無法在體內合成，據說有預防動脈硬化和失智症的效果。
	Omega9脂肪酸	含於橄欖油、芥花油、紅花油等。含有大量的油酸，降低膽固醇和抗老化的效果備受期待。

肉類的首選是瘦肉和雞胸肉

◎要注意膽固醇上升的問題

有關肉類對健康的影響，最近備受電視等媒體的報導。**內容不外乎攝取肉類的飽和脂肪酸，能夠達到強化血管的作用，而且蛋白質也是製造肌肉的材料**，所以即使上了年紀，只要吃肉就能夠健康長壽。

但是，沒多久之前，許多專家學者基於吃肉會使膽固醇上升，所以不斷呼籲老年人少吃肉。

事實上，**肉類的飽和脂肪酸有提高膽固醇的作用**，所以中老年人如果增加吃肉的頻率，確實有可能因為膽固醇上升，導致動脈硬化的風險增加。另外，飽和脂肪酸不只含於肥肉，泡麵等速食食品、袋裝休閒食品、巧克力等食品的含量也很高。想多吃點肉又怕膽固醇太高的話，上述食品最好能不吃就不吃。

「就算如此還是想吃肉」的重度肉食愛好者，最好慎選食用部位。原則是避開油脂多的部位，最理想的選擇是肩肉和腿肉等瘦肉。牛的瘦肉和雞胸肉兼具低脂、低熱量、高蛋白的特質，可說是減重的完美食材。更加分的是，**富含於瘦肉的肉鹼可以促進脂質的代謝，讓脂肪不容易囤積體內。**擔心體脂肪和膽固醇增加的人，請以瘦肉為首選。

每個部位的脂肪含量不同

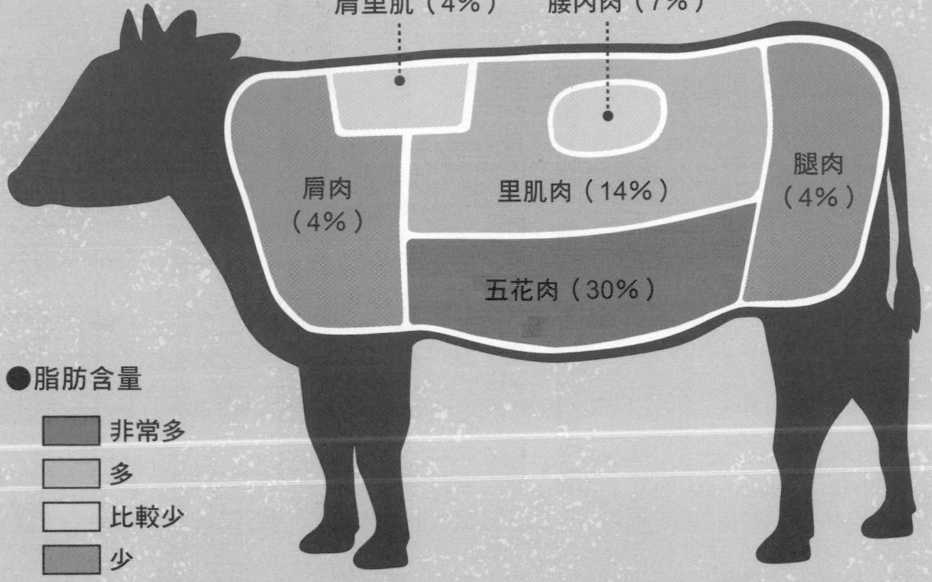

如果飽和脂肪酸增加，膽固醇也會增加

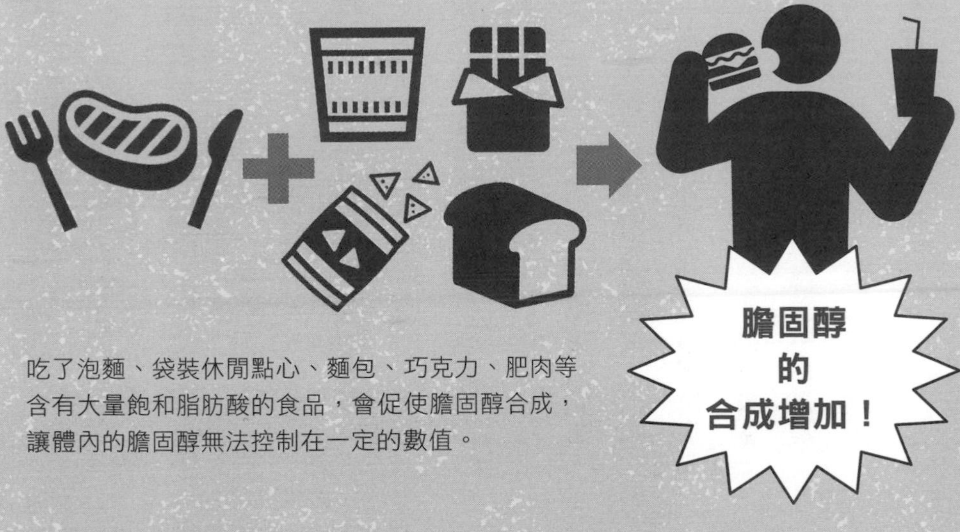

吃了泡麵、袋裝休閒點心、麵包、巧克力、肥肉等含有大量飽和脂肪酸的食品，會促使膽固醇合成，讓體內的膽固醇無法控制在一定的數值。

如果想降低體脂肪，把握烹調的原則是「燒烤比油炸好」「燉煮、清蒸比油炸好」

◎透過烹調法降低脂肪和熱量

前述已經介紹只要選對食材和部位，可以降低攝取的熱量和脂肪量。可是，並不是只要做到這點就能高枕無憂。因為**即使是完全相同的食材，依照不同的烹調方式，最後產生的熱量可能會出現很大的差異。**

舉例來說，雞腿肉在肉類中屬於比較健康的食材，不過，烹調之後的熱量，會依照不同的調理方式而改變。比較「油炸」「燒烤」「燉煮」「清蒸」這4種烹調方式，不論是料理的熱量還是脂肪量，都出現了顯著的差距（左頁上圖）。

尤其是炸雞塊，必須先裹上麵衣再油炸，而麵衣會吸油，所以吃下的熱量和脂質量除了肉本身，還要再加上炸油的熱量。雖然油炸料理非常美味，但只要改變觀點，各位就會發現，吃炸雞塊就像「把油當作蘸醬吃」。

另外，**採用「燒烤」「清蒸」這兩種烹調方式，肉類含有的脂肪會在調理過程中融化，以肉汁的型態流出，所以熱量和油脂量都會變得比烹調前少。**不過，如果直接把流出來的肉汁當作醬汁使用，或者另外添加高熱量的調味料就前功盡棄了。所以烹調時請儘量減少用油量，並捨棄多餘的肉汁，還有盡可能簡單調味就好。

不同的調理方式會造成如此明顯的差距

一樣都是雞腿肉……

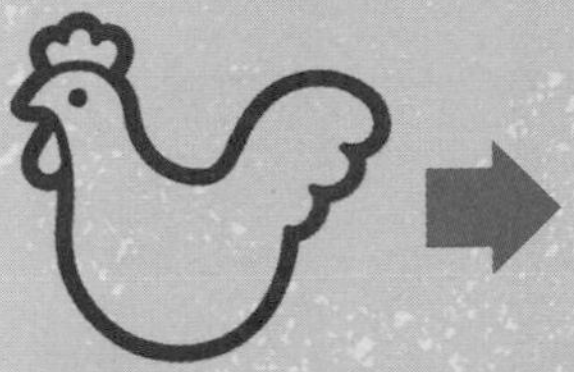

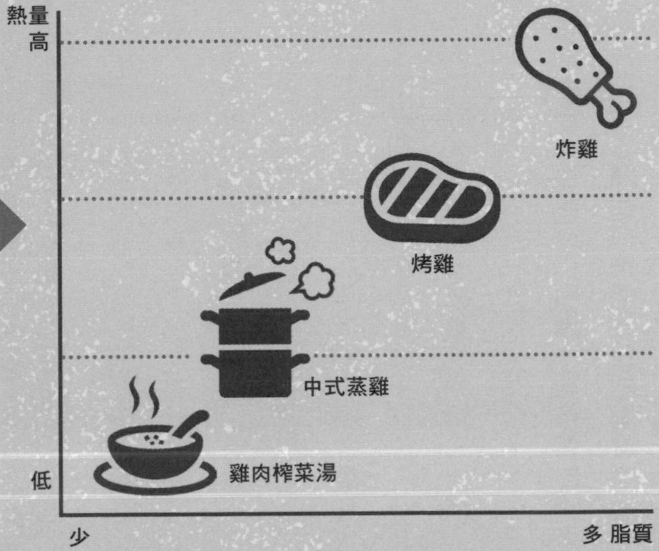

即使是同樣的食材，油脂量和熱量會依照調理方式而出現明顯的差距。遇到「無論如何就是想吃炸雞」的時候，請記得淺嘗即止。

脂質和熱量的多寡順序是

油炸 ＞ 燒烤 ＞ 燉煮 ≧ 清蒸

只要稍微下點工夫就能減少脂肪的攝取

剝除油炸的麵衣，以及去除多餘的油脂和雞皮，改變調味料等。只要稍微花點心思，就能夠減少攝取的熱量和油脂量。

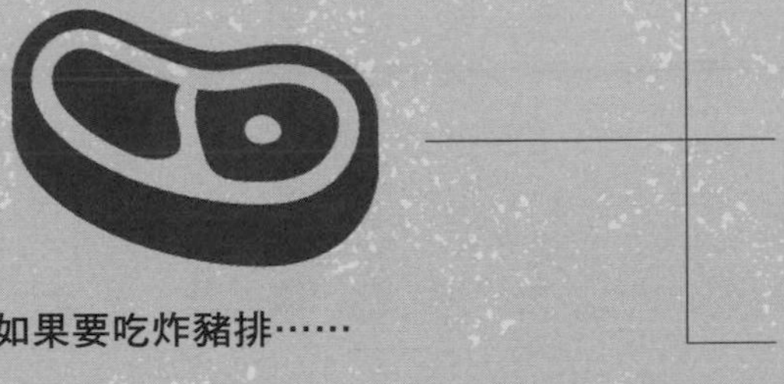

如果要吃炸豬排……

- 選擇吸油量較少的細麵包粉，少量蘸取。
- 吃之前先剝掉一面的麵衣。
- 選擇醬油當作蘸醬，避開美乃滋和豬排醬。

「無糖類」＝「無醣」嗎？

◎食品的「強調標示」另有內情

想吃甜食卻又不想攝取糖分，確實是很折磨人的事。為了因應眾多減重人士的強烈需求，各家廠商無不競相推出各種標榜「無糖」「無碳水化合物」「No sugar」等時下流行的減醣商品。

最早主打無糖的產品包括發泡酒、調味氣泡酒（以燒酒為基底的碳酸水果酒）、果汁等，但最近更擴大到連義大利麵、烏龍麵等麵類、火腿等加工肉品、速食麵也開始「無糖」化了。

為了合法的把「無醣」「無糖」當作廣告詞標示在商品包裝上，商品必須通過日本消費者廳制定的基準（左頁上表）。以無糖質來說，每100g食品的糖質類含量若低於0.5g，就可標示為「無醣」。但是，許多號稱「無糖」的商品，吃起來還是帶有隱約的甜味，殊不知其中隱藏著不為人知的內情。

不過，更駭人的是，是這個基準對於「糖類」的認定。**糖醇等一部分的甜味劑並不被歸為糖類，所以添加了這類甜味劑的食品或飲料，不論添加量有多少，還是能夠標記為「無糖」**。因此，各位如果發現食品成分標示出現了木糖醇、山梨糖醇、麥芽糖醇等糖醇，需要特別注意。購買前請記得仔細確認成分標示。

有關食品強調標示的基準

■強調標示的基準（節錄）

強調標示	Zero、Non、Less、無	微量、輕量、瘦身、Off、低、少	
		食品	飲料
熱量	5kcal	40kcal	20kcal
脂質	0.5g	3g	1.5g
飽和脂肪酸	0.1g	1.5g	0.75g
膽固醇	5mg	1.5g	0.75g
醣類	0.5g	5g	2.5g

※各基準值是針對食品100g、飲料100ml的含有量。如低於此基準，可以使用強調標示。

出處：日本消費者廳網站

「醣分」和「糖分」有什麼不一樣？

以上述的強調標示來說，所謂的「醣分」就是去除食物纖維含量的碳水化合物。另一方面，「糖分」就是糖醇以外的單糖類和雙糖類。

所謂的醣分

碳水化合物扣掉食物纖維＝醣分

所謂的糖分

單糖類（葡萄糖、果糖等）
雙糖類（麥芽糖、蔗糖等）
但是不包括糖醇

不論添加了多少糖醇，都可以標示為「無糖」！

所謂的糖醇

從天然素材萃取而成的人工甜味劑。代表性種類包括木糖醇、山梨糖醇、麥芽糖醇等。

第3章
減少內臟脂肪的飲食法

「酒為百藥之長」的說法不是真的？造成肥胖的高熱量飲料

酒還有另一個很容易被忽略的可怕之處。**它會使人胃口大開，同時會分泌更多讓脂肪囤積的荷爾蒙**。此外，目前已經得知，肝臟分解酒精時，中性脂肪的合成會旺盛進行。簡單來說，酒喝得愈多，體脂肪就增加得愈多。

吉田兼好的《徒然草》對酒做了下列的記述：「雖云酒為百藥之長，但百病皆從酒生」。雖然他沒有說酒是萬病之源，但意思是喝太多會毒害身體。

◎日本酒1合的熱量幾乎相當於1碗白飯

「酒為百藥之長」的說法始於中國的史書《漢書》。意思是酒精能夠消除緊張、振奮精神，具備長於所有藥物的優越效能。**喝酒確實能放鬆心情，達到舒壓的效果。而且也已證實有暫時改善血液循環的作用。但是，得到上述正面效果的前提是「適量」飲用。**基本上，酒精的熱量不低，以日本酒為例，1合（180ml）的熱量相當於1碗飯，或是啤酒500ml。酒精的醣分依種類而異，有些含量非常高，如果不小心多喝了幾杯，下場就是體脂肪上身。

酒精的熱量因種類而異

■主要酒精的熱量一覽表

酒的種類	數量	熱量	每100ml
日本酒（本釀造酒）	1合（180ml）	192kcal	107kcal
日本酒（吟釀酒）	1合（180ml）	187kcal	104kcal
啤酒	350ml	141kcal	40kcal
發泡酒	350ml	159kcal	45kcal
紅酒	1杯（125ml）	91kcal	73kcal
白酒	1杯（125ml）	91kcal	73kcal
粉紅酒	1杯（125ml）	96kcal	77kcal
燒酎（35%）	1份（30ml）	59kcal	197kcal
燒酎（25%）	1份（30ml）	42kcal	142kcal
威士忌	1份（30ml）	68kcal	226kcal
伏特加	1份（30ml）	68kcal	228kcal
梅酒	1份（30ml）	49kcal	162kcal
紹興酒	1份（30ml）	38kcal	128kcal

酒精會使人發胖

相較於酒精本身的熱量，更可怕的是以下的副作用。如右記所示，除了會促進食慾，還會把吃下食物的熱量囤積在體內。稍後在第84頁也會介紹，為了盡可能避免發胖，選擇合適的下酒菜很重要。

酒精的附帶效果

促進食慾

↓

加速分泌囤積內臟脂肪的荷爾蒙

↓

依照飲酒量，合成一定比例的中性脂肪。

哪些酒適合減重的時候喝？

◎透過動物實驗證實有抑制體脂肪囤積的效果

前頁已為各位介紹飲酒過量帶來的風險，但只要保持適量，喝酒絕對不是壞事。事實上，只要選對種類，喝酒甚至能夠成為減重的助力。在各種酒類之中，這幾年效果備受矚目的是紅酒。

紅酒的特徵包括熱量在酒類中偏低，而且以釀造酒來說，醣分的含量也較少。另外，透過許多研究，已經證實富含於紅酒的**植物性成分多酚，具備抑制內臟脂肪囤積的效果**。對於喜歡喝酒又擔心體脂肪的朋友來說，真是天大的好消息吧！

不過，如同前頁的介紹，喝酒過量是絕對的大忌。即使多酚抑制體脂肪的效果再好，也不可能達到百分之百。原因是**肝臟分解酒精時，會依照飲酒量合成一定比例的中性脂肪**。想喝酒的時候，請記得選擇紅酒，但適量就好（2杯左右）。

另外，**我們也可以從酒精以外的食物攝取多酚**。釀酒用的葡萄自不在話下，藍莓、綠茶、咖啡、可可含量高的巧克力等都含有多酚，建議各位不妨積極攝取。

多酚可抑制內臟脂肪的囤積

透過以小鼠調查多酚效果的實驗，證實食用高脂肪食物的小鼠，和食用混合了多酚成分的高脂肪食物的小鼠，不論是內臟的體脂肪量和體重都出現顯著的差異。透過這個結果，認同多酚有助減重的人也增加了。

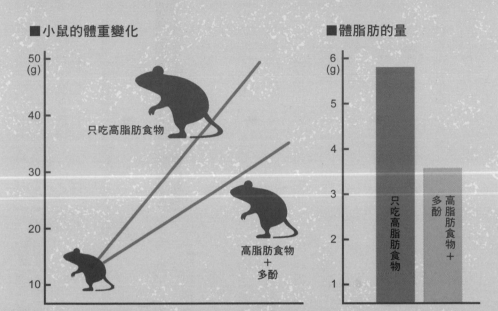

■小鼠的體重變化

■體脂肪的量

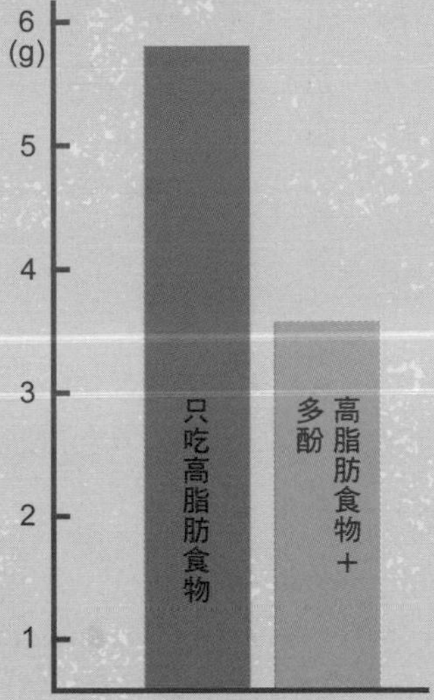

多酚也含於水果和咖啡中

多酚不光是含於紅酒。除了葡萄和藍莓等水果，咖啡、綠茶、可可含量高的巧克力等，都是富含多酚的食品。不擅長喝酒的人，可以從這些食品攝取多酚。

即使喝酒也絕對不會發胖的聰明喝法、吃法

◎就算參加酒席也不可放縱自己

人即使在減重期間，可能也需要應酬，或者想和知心好友開懷暢飲吧。如果遇到這種時候，請各位務必掌握不容易發胖的飲食方法。

參加應酬或聚餐時，最可怕的不是喝了多少酒，而是喝了酒讓人容易鬆懈。減重期間沒辦法想吃什麼就吃什麼，就某個意義來說算是強迫自己過著禁慾的生活。在這種壓抑狀態下喝了酒，讓心情放鬆下來，**原本建立的理智防線很容易不堪一擊，接著展開報復性飲食，大吃大喝起來……**。不用說，之前的努力也跟著泡湯了。為了避免這樣的悲劇發生，請在赴約之前提醒自己不要破戒。

總而言之，為了避免喝酒變胖，關鍵在於料理的選擇。**避開油炸物和油膩的料理是基本原則**。如果有人點了，記得不要伸手去夾。加了果汁稀釋的酒也別碰。**收尾的飯、麵和甜點當然更是禁忌**。不過，一般居酒屋必備的烤雞串、烤魚、生魚片等都沒問題，所以去了應該還是能吃得很滿足。只要比以往稍微收斂一點，就不必擔心參加聚會或應酬會發胖了。

不會發胖的推薦菜色

①先以毛豆和涼拌豆腐墊胃，以免吃太多

首先吃點涼拌豆腐、毛豆、生高麗菜等簡單的下酒菜稍微填飽肚子，防止酒精下肚後，因為胃口大開而吃太多。

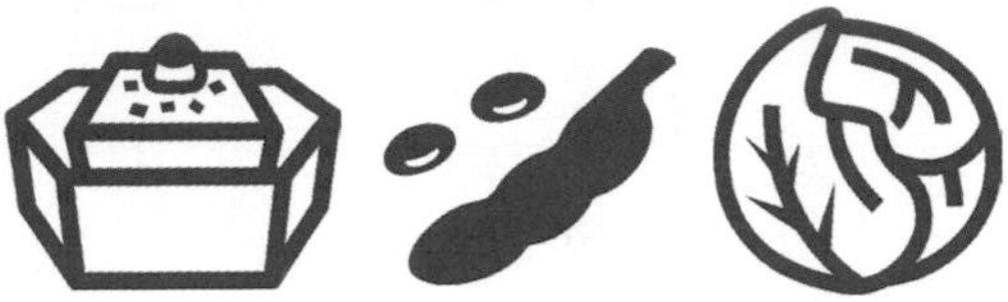

②喝酒就喝紅酒或燒酎，千萬別說「先來杯啤酒」！

啤酒的酒精濃度低，但是醣分偏高，紅酒和燒酎是比較理想的選擇。如果要喝調酒，要以茶或水稀釋代替果汁。

③燒烤比油炸好，與其吃肉不如吃魚

避開炸雞塊、炸薯條等炸物，改吃烤雞、烤軟絲等燒烤類食物和生魚片。脂肪含量低，吃起來更健康。

④收尾的飯、麵和甜點絕對不能吃！

喝了酒就想吃點飯、麵或甜點。雖然酒精會讓人放鬆，但想到今天喝下肚的酒會變成明天的脂肪，相信各位就不會失控了。

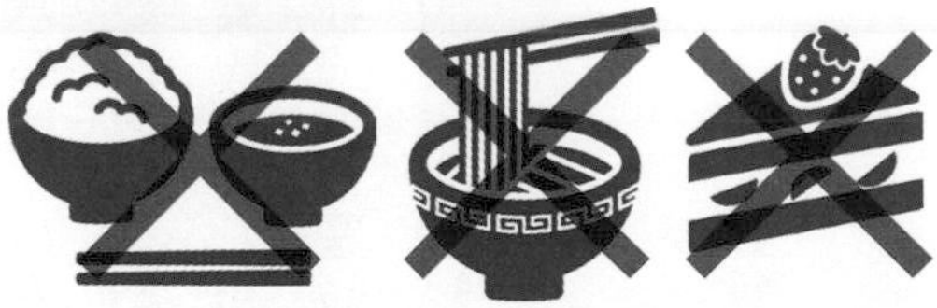

青背魚具備不容易囤積內臟脂肪的驚人力量！

◎青背魚是抑制體脂肪的王牌

鯖魚和沙丁魚等背部青色的魚所含有的DHA（二十二碳六烯酸），據說吃了會讓頭腦變聰明，所以曾經備受矚目。最近，DHA和同屬於青背魚含有的EPA（二十碳五烯酸），因為具備抑制體脂肪增加的效果而再次受到矚目。

DHA和EPA都是青背魚富含的一種不飽和脂肪酸。號稱可以減少囤積於體內的中性脂肪，同時也不容易囤積內臟脂肪。另外，也有研究報告指出還有預防因動脈硬化引起的心臟病和腦中風、糖尿病、癌症和失智症的效果。總而言之，

DHA和EPA真是好處多多，但為了得到確實的效果，**一天的建議攝取量總計1000mg。**

左圖標示的是生魚100g所含有的DHA和EPA的合計量。一天只要有一餐把這些魚納入菜色，即使在減重期間也能充分攝取DHA和EPA。最近在超市和超商也買得到已經料理好的成品，擔心魚肉不好處理和料理的人也可以輕鬆買回家享用了。

EPA、DHA可以降低中性脂肪

DHA和EPA都是不飽和脂肪酸，能夠減少體內的中性脂肪，並使內臟脂肪不易囤積。另外，還能分解血管內的中性脂肪，降低血栓形成的機率。而且還有減少壞膽固醇的效果，能夠預防大多數成人病的原因——動脈硬化。

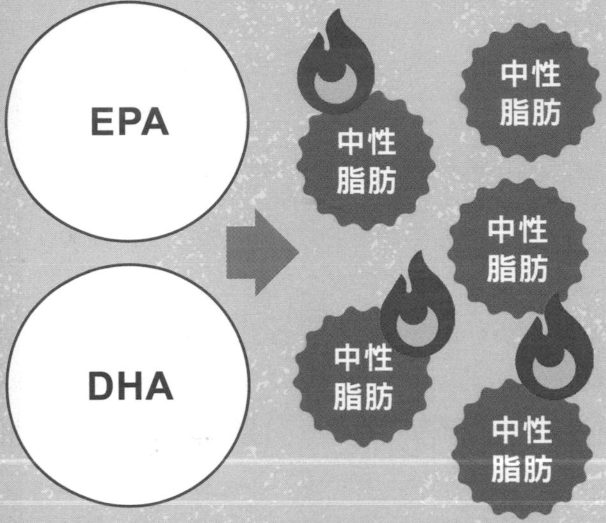

■含EPA、DHA的魚類

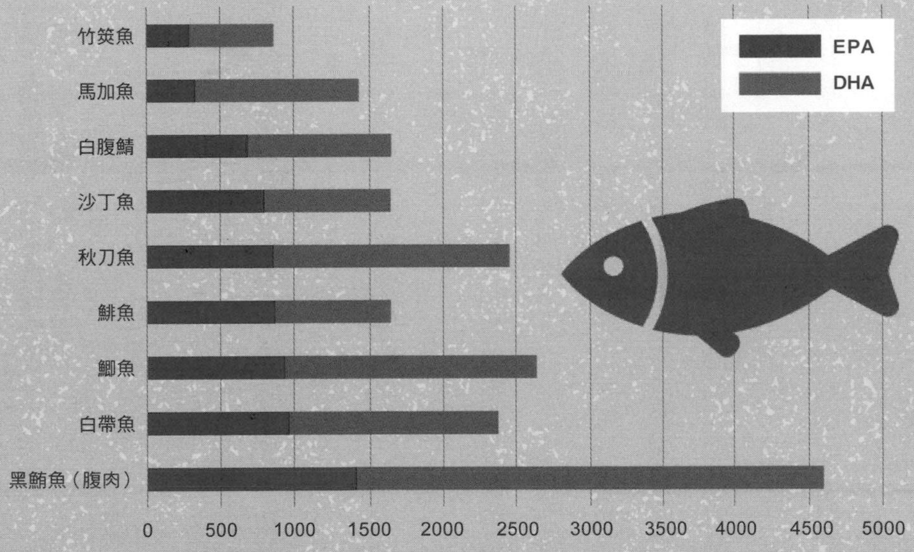

※數據是可食用部分100g的EPA、DHA含量

出處：文部科學省「日本食品成分表2015年版（七訂）」脂肪酸成分表篇

海藻拯救日本人容易發胖的體質

◎日本人基因遺傳可分解海藻

說到可以預防內臟脂肪增加的食材，海藻是其中之一。**海藻富含食物纖維，熱量低又有益健康。而且其纖維屬於水溶性食物纖維，停留在腸胃的時間長**，有助維持飽足感。

長久以來，海藻一直被視為難以消化、即使吃了也會直接排泄體外的食物。直到2010年，英國科學雜誌《Nature》發表了以「日本人擁有可分解海藻的酵素」為題的論文，引起廣泛討論。這篇論文中提到，有項實驗以13名日本人和18名美國人為對象，分別調查他們的腸內菌叢，結果從5名日本人的腸內找到能夠分解海藻的酵素，而美國人則是一名都沒有。根據他們的考察與分析，原因之一是日本人自古就有食用海藻的習慣。

不論原因為何，知道透過遺傳有較高的機率能獲得分解海藻的酵素，對天生容易囤積內臟脂肪的日本人而言，無疑是天大的好消息。透過動物實驗已經證實，**海藻在分解的過程中會產生短鏈脂肪酸，能夠抑制中性脂肪的吸收與提高熱量的消耗**。為了避免發胖，請積極攝取加了海帶芽的味噌湯、海苔、海藻沙拉等海藻類料理。

日本人生來擁有分解海藻的腸內細菌

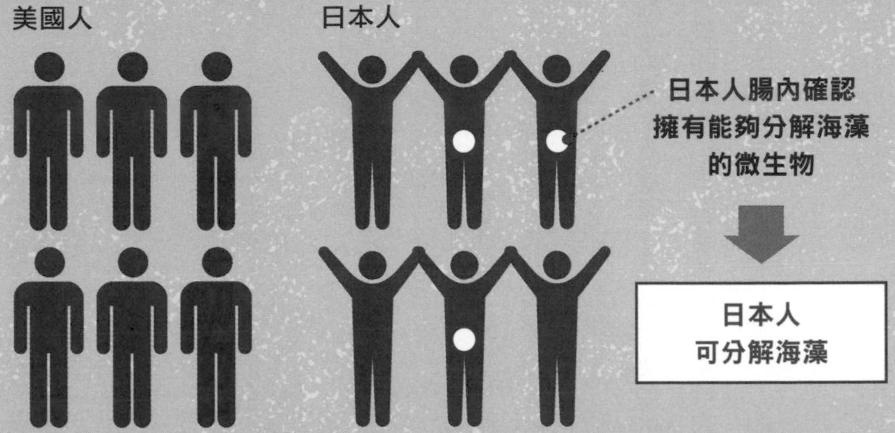

根據英國科學雜誌《Nature》發表的論文，透過日本人和美國人腸內菌叢的調查，結果發現只有日本人擁有能夠分解海藻的微生物。因此做出日本人或許是透過遺傳，獲得分解海藻的細胞之推論。

食用海藻可以抑制內臟脂肪增加

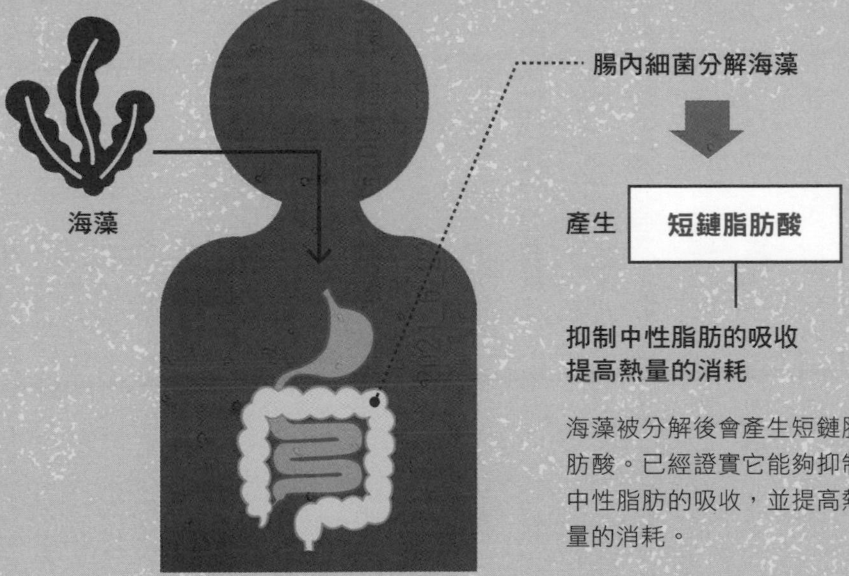

海藻被分解後會產生短鏈脂肪酸。已經證實它能夠抑制中性脂肪的吸收，並提高熱量的消耗。

凍豆腐具備防止肥胖的力量

◎有益健康的超級食物

說到不易使內臟脂肪囤積的食物，最值得推薦的就是凍豆腐。凍豆腐在日本稱為「高野豆腐」。高野豆腐是一種乾貨，作法是把豆腐冷凍，使其低溫熟成，解凍後再加以乾燥。有些地區則稱為「冰豆腐」。

凍豆腐的優點是濃縮了豐富的營養。原料雖然只是一般的豆腐，但經過熟成和乾燥的步驟，使營養價值大幅提升。下頁會以表格比較凍豆腐和板豆腐的營養成分，以同樣的大小來說，不論是蛋白質還是脂質的含量，凍豆腐都高於板豆腐，由此可見凍豆腐的營養價值之高。或許有人會很在意「油脂量會不會很高？」請放心，凍豆腐的油脂有8成左右都是有益健康的不飽和脂肪酸。

另外，**凍豆腐的另一大特徵是醣分（去除食物纖維的碳水化合物）的含量低**。各位只要看看下頁列出的醣分量，即可一目瞭然，和米飯及麵類相比，凍豆腐的醣分含量明顯偏低。如果把凍豆腐當作主食，飲食會變得健康無負擔。表格列出的「3塊凍豆腐」，分量非常扎實，用來取代白飯也沒有問題。凍豆腐最大的魅力在於醣分含量非常低，卻能帶來充足的飽足感。

凍豆腐是營養的寶庫

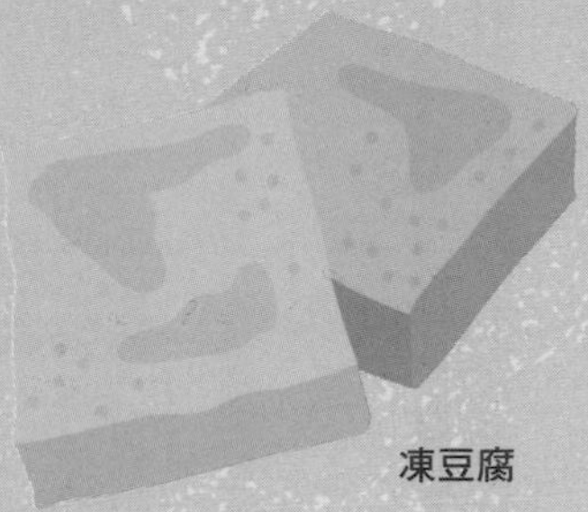

■凍豆腐與板豆腐的營養比較

營養素	凍豆腐（一塊16.5g）	板豆腐（分量等同左記）
熱量（kcal）	88.4	59.4
蛋白質（g）	8.3	5.4
脂質（g）	5.6	3.5
碳水化合物（g）	0.7	1.3
食物纖維（g）	0.4	0.3
鉀（mg）	5.6	115.5
鈣（mg）	104	71
鎂（mg）	23.1	107.3
磷（mg）	135.3	90.8
鐵（mg）	1.24	0.74
鉛（mg）	0.86	0.5

一樣都是黃豆製品，凍豆腐比板豆腐濃縮了更豐富的營養！

凍豆腐經過低溫熟成和乾燥，濃縮了豐富的營養。和同樣大小的板豆腐相比，蛋白質和脂質的含量都明顯更高。

低醣分卻有飽足感

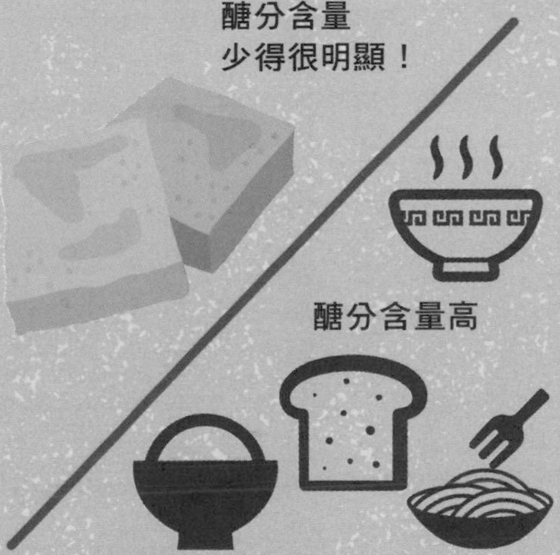

■凍豆腐與主食類的醣分含量比較

食品	醣分含量（g）
凍豆腐（3片 約50g）	0.9
烏龍麵（1人份）	51.6
蕎麥麵（1人份）	59.4
拉麵（1人份）	69.0
義大利麵（1人份）	75.0
吐司（約225g）	88.8
白飯（1大碗）	91.2

※節錄自文部科學省「日本食品標準成分表（七訂）」。換算成當作一餐食用的約同等分量。醣分含量的計算方式是「碳水化合物－食物纖維」。

比較分量同為一碗飯的凍豆腐和主食類的醣分含量。凍豆腐的醣分含量明顯低於各種主食類，而且吃了也很有飽足感。

凍豆腐也有消除內臟脂肪的效果

◎只要吃就是在減重

凍豆腐的優點不僅是營養豐富，更難得的是，**它還有燃燒內臟脂肪、抑制中性脂肪的效果。**

凍豆腐含有大豆蛋白的一種「β-伴大豆球蛋白」。此成分已經證實有促使內臟脂肪燃燒，降低血液中的中性脂肪的效果。內臟脂肪一旦減少，會產生以下的正面循環：從脂肪細胞分泌的脂聯素會增加，連帶使內臟脂肪變得容易燃燒。

另外，凍豆腐還富含另一種大豆蛋白——「抗性蛋白」。**所謂的抗性蛋白，就是難以消化與吸收的蛋白質，其作用包括抑制肝臟中的中性脂肪合成，與制止血液中的中性脂肪上升。**經動物實驗證明，血液中的膽固醇不但下降了，膽固醇的代謝也得到活化。因此，抗性蛋白因為同時具備抑制中性脂肪和膽固醇的效果而備受矚目。

如同上述，只要攝取凍豆腐，就能達到減重的效果。凍豆腐的營養豐富，醣分又低，更棒的是還具備瘦身效果，說它是超級減肥食物也不為過吧。

β－伴大豆球蛋白會促使內臟脂肪燃燒

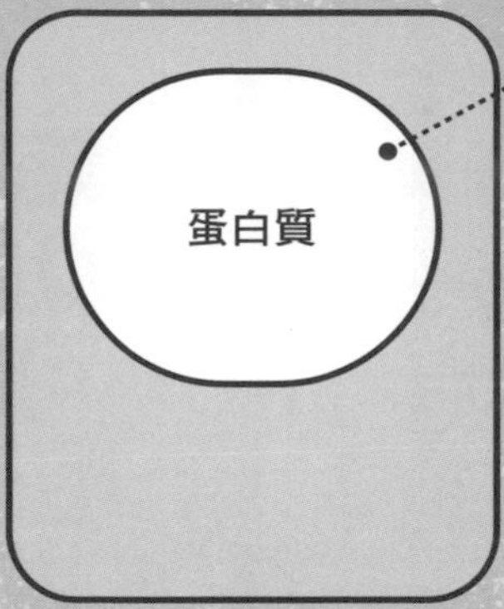

凍豆腐

β－伴大豆球蛋白

含於黃豆的一種蛋白質

↓

- 減少血液中的中性脂肪
- 減少內臟脂肪

}兩者的效果已受到證實

↓

可消除肥胖！

凍豆腐含有的蛋白質包括β－伴大豆球蛋白。β－伴大豆球蛋白具備促使內臟脂肪燃燒，並降低血液中的中性脂肪的效果。換言之，只要食用凍豆腐，就可達到減重的效果。

抗性蛋白可抑制中性脂肪

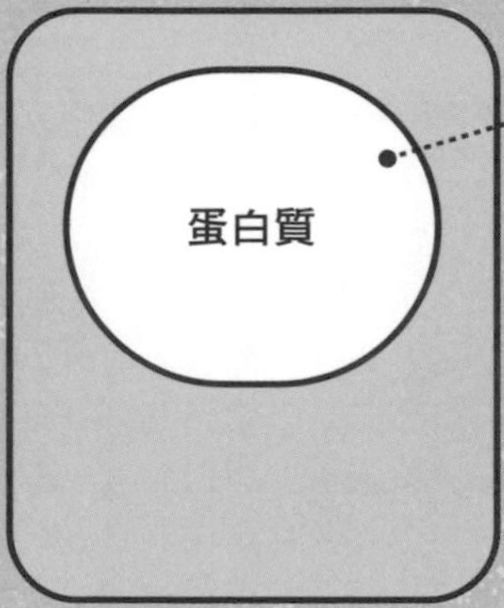

凍豆腐

抗性蛋白可抑制中性脂肪

含於黃豆的一種蛋白質

↓

- 不易消化吸收
- 可抑制中性脂肪在肝臟合成
- 抑制腸道吸收脂肪
- 減少血中的膽固醇

↓

不論對健康或減重都有幫助！

凍豆腐所含的蛋白質包括抗性蛋白。能夠降低血液中的中性脂肪，也有抑制從腸道吸收脂肪的效果。

吃粥可替腸胃排毒，提升代謝

◎腸內環境是掌握減重的關鍵

粥也是值得向各位推薦的減重食品。**粥的特徵是容易消化與吸收，對腸胃不會造成負擔。**而且粥在腸胃停留的時間短，豐富的水分也可以發揮充分洗淨腸內的效果。吃的東西愈多，累積在腸內的食物殘渣也會累積得愈多，使腸道變髒。腸內環境惡化會連帶造成代謝變差，所以，**想要消除內臟脂肪的話，做好腸內掃除很重要。**

話雖如此，有些人可能會擔心「只吃粥不會營養不良嗎？」其實，只要在粥裡另外加點肉類和魚類，就可以攝取到最低限度的營養。如果只是短期間，人體即使只攝取較少的營養也不會造成大礙。各位可利用吃粥的這段時間，替腸道排毒，打造易瘦體質。不過，大約2個星期過後，身體會因為感覺缺乏能量而進入保護模式，反而變得不容易瘦下來。所以，以這種方式減重，不適合長期進行。

每一餐的間隔以3小時為宜，好讓餐後的血糖保持平穩。只要每3小時吃點粥，血糖就能維持穩定，肚子也不會餓。另外，粥的熱量和醣分都不高，也不必擔心不好消化，吃了胃會不舒服。即使只能短期，不過只要持續反覆進行，就能打造代謝良好的身體。

粥的特徵和優點

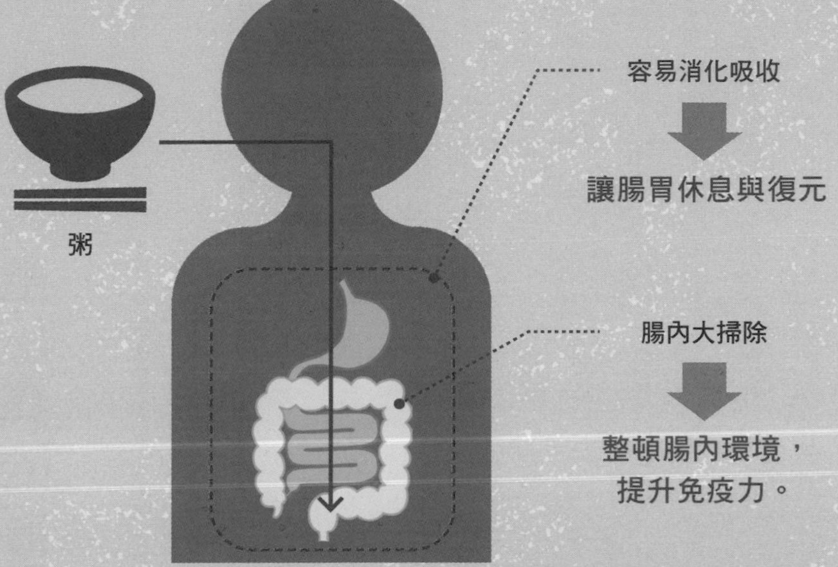
粥
容易消化吸收
讓腸胃休息與復元
腸內大掃除
整頓腸內環境，
提升免疫力。

醣分和熱量都比乾飯少

粥的水分比乾飯多了好幾倍。同樣是一碗，粥的熱量和醣分都比乾飯少很多。容易消化與吸收，所以對腸胃的負擔也較小。

以配菜增添變化

建議各位可以在粥上放點魚肉或肉類。只要攝取最低限度的營養，就不必擔心肌肉會流失。為了避免不易消化吸收的問題，記得要把肉類和魚肉切碎一點。

腸道環境和代謝同時得到改善

粥停留在腸胃的時間短，豐富的水分也能發揮清洗腸道的作用。腸道環境得到改善後，代謝也會跟著變好，成為內臟脂肪容易消除的體質。

只要勤加補充就不會有空腹感

大約每隔3小時吃一次，血糖就能維持穩定，也不會有空腹感。常吃粥可以讓身體不會想囤積能量，所以就不容易發胖。

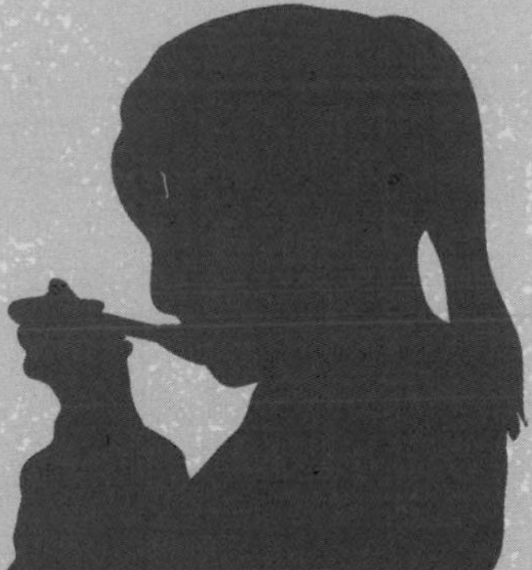

第3章
減少內臟脂肪的飲食法

低醣減重法真的好嗎？

◎碳水化合物攝取過量的確是問題

限制碳水化合物攝取的「低醣減重法」，因為號稱能減少或使身體不易囤積內臟脂肪，這幾年成為備受討論的話題。簡單來說，這種飲食法是避開米飯和麵包等主食不吃，以大量的蛋白質和脂質取代。效果不僅是瘦身，也被視為一般人可以持續進行的養生法而受到矚目。我想，即使不到非常嚴格的程度，但應該有不少人已經在實踐減少飯量，或把麵條的分量減半之類的了。

事實上，世界各地都有醫學雜誌已經發表減少碳水化合物攝取對減重效果顯著的研究結果。

不要攝取過量的碳水化合物的確很重要。但是，**碳水化合物是維持生命的重要能量，如果過於嚴格限制，讓身體感受到生命威脅，反而容易讓吸收的營養素轉為體脂肪囤積起來。**

另外，減少碳水化合物攝取，意味著必須攝取更多肉類等蛋白質。但攝取大量肉類的歐美飲食習慣，已證實會提高罹患大腸癌風險。到頭來，都會對健康造成威脅。

不過，就像拉麵店常見的「拉麵＋炒飯＋煎餃」的套餐，攝取過量的碳水化合物幾乎可說是現代人的通病。所以，各位只要抱著「我要少吃點碳水化合物」的意識就行了。

低醣減重法及其效果

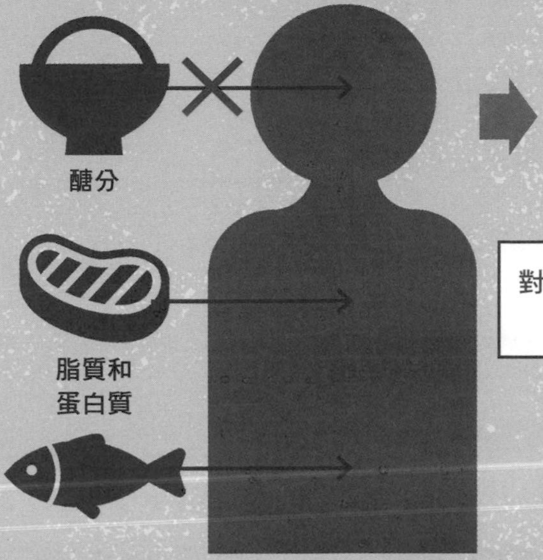

- 使血糖保持穩定
- 降低血中的中性脂肪
- 改善膽固醇值
- 提升脂肪的燃燒效率

對有糖尿病的人和高BMI的人，效果尤其明顯。

不攝取醣分的低醣減重法確實效果顯著。BMI偏高的人，最好多少限制碳水化合物的攝取，以降低內臟脂肪。

如果長期持續低醣生活……

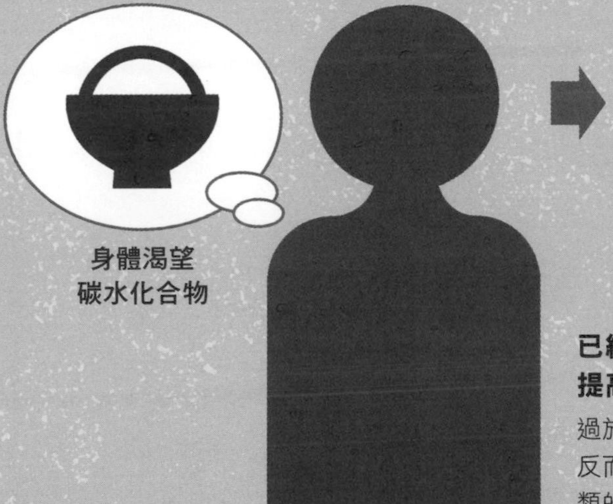

醣分容易
以脂肪的型態囤積

有時候
反而容易變胖

已經證實會
提高罹患大腸癌的風險

過於嚴格限制碳水化合物的攝取，反而容易囤積脂肪。另外，增加肉類的攝取量以取代碳水化合物，也會提高罹患大腸癌的風險。

第 3 章的重點

不是只是吃，
要懂得能夠降低體脂肪的飲食法。

P.60～61

「吃的順序」是其次，
重要的是「吃了什麼」。

P.62～63

攝取的脂肪量
可依照選擇的食材和烹調方式調整

P.74～77

喜歡喝酒或需要參加應酬的人
照樣可以減重

P.80～85

凍豆腐的減重效果強大，
值得多加利用。

P.90～93

只要在食材的選擇和烹調方式稍微花點心思，就能減少脂肪的攝取量，同時使脂肪不易囤積在體內。每個人天天都需要進食，雖然一餐能減少的脂肪攝取量有限，但日積月累下來，終究能享受順利減重的成果。

第 4 章

消除脂肪的技巧

散步 30 分鐘也 GOOD ！
養成運動習慣讓體脂肪持續燃燒 100

把每天做的動作化為「運動」的方法 102

讓脂肪不斷燃燒！鍛鍊肌肉以提升基礎代謝 104

強度達到讓呼吸變得急促的運動，
降低體脂肪的效果更好！ 106

即使只有短短 5 分鐘也沒關係，運動的重點是總計時間！ 108

走走路也 OK ！ 選擇輕鬆方便的運動 110

吃力的運動只會造成反效果，
按照自己的步調持之以恆才能帶來最大的效果 112

隨時隨地都能做！利用超簡單拉筋運動打造易瘦體質！ 114

勤於補充水分，做出最好的表現 116

胺基酸飲料有燃燒中性脂肪的效果 118

「流汗」＝「瘦下來」只是幻想 120

早睡早起有益減重的理由 122

「戒了菸會怕胖」的說法只對了一半 124

第4章
消除脂肪的技巧

散步30分鐘也GOOD！養成運動習慣讓體脂肪持續燃燒

◎透過運動，健康地瘦下來

為了消除囤積在體內的體脂肪，不單是進行飲食限制，也必須進行促使體脂肪燃燒的運動。

一樣都是運動，但每個人進行的內容和強度各有不同。因為每個人的運動習慣和體力都不一樣，能夠抽出多少時間運動也是問題。不過，與其在意運動的內容，重要的是「活動身體」。**只要養成定期活動身體的習慣，就能為身體帶來各種助益。**

如左圖所示，即使只是輕鬆地散步30分鐘，但只要持續一段時間，身體會產生各種變化。在各種變化中，希望各位留意的是，只要養成運動的習慣，就能打造「不容易發胖的身體」。原因在於，本來相關的酵素一下子就能把飲食攝取來的營養素轉為脂肪，透過運動減弱了其合成作用。簡單來說，**只要養成定期運動的習慣，脂肪合成的反應會變得更遲鈍，身體就不容易發胖了。**不僅如此，只要透過運動讓肌肉增加，基礎代謝也會跟著提升。因為身體一日所需的總熱量增加了，從飲食攝取的熱量更能充分地消耗。

雖然必須持續一段時間才能實際感受到效果出現，但只要持之以恆，體脂肪一定會下降。所以，關鍵在於能否堅持到底。

透過持續運動讓體重順利減輕！

①讓體脂肪有效率地持續燃燒

運動可以讓囤積於體內的脂肪轉為能量，進行更有效率的消耗。養成定期運動的習慣除了可提升基礎代謝，身體也不容易囤積脂肪。

②改善胰島素的作用

運動不足會使胰島素的作用低落，連帶造成血糖容易上升。如此一來，胰島素的分泌量會增加，抑制脂肪的分解。這樣的情況可以透過養成定期的運動習慣得到改善。

③增加肌肉，提升基礎代謝

藉由運動使肌肉增加，不但可提升基礎代謝，攝取的熱量也更容易被消耗，所以身體不易囤積脂肪，不需要嚴格的飲食限制。

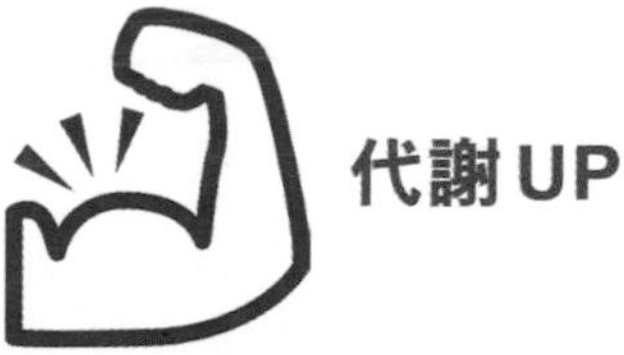

④打造不易發胖的體質

養成固定運動的習慣，可以降低促進脂肪合成酵素的作用。讓身體處於脂肪不易囤積的狀態，而且原本已囤積的脂肪也會逐漸消除。

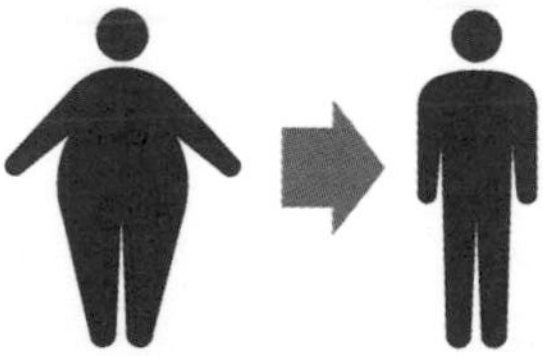

把每天做的動作化為「運動」的方法

◎「順便做運動」「邊做邊運動」的首選

很多人在踏出社會後，因為很難養成固定運動的習慣，因而陷入慢性的運動不足。若長期持續這樣的狀態，體力和肌力都會節節下退，唯有脂肪不斷增加。一旦想到才開始運動，就會發現很多人一下子就累了，或者肌肉痠痛，沒辦法持續下去。但是，就此放棄就太可惜了，**建議各位在投入運動之前，請把活動身體的要素加入日常的行動和動作，以培養基礎體力和增加肌力。**

請各位不必擔心，因為實際執行起來非常簡單。舉例來說，只要把握每天通勤和出外勤的移動時間就好了。如果距離不遠就不要搭車，改成步行。不搭電梯或手扶梯，改成爬樓梯，也是很好的運動。另外，平常多利用網路購買生活用品的人，不妨等到週末或利用下班時間親自去買，這樣又可以製造多走路的機會了。如同上述，**只要儘量找機會活動身體，對平常缺乏運動的身體已算是充分的刺激。**

另外，利用刷牙和煮飯的時候，同時做踮腳尖運動，或者邊看電視邊拉筋，都能帶來很好的效果。重點在於不要給自己「我一定要好好運動！」的壓力，利用搭車移動的空檔或邊做家事邊進行都無妨。

只要稍微改變意識，就是很棒的運動

近距離的移動從搭車改為步行

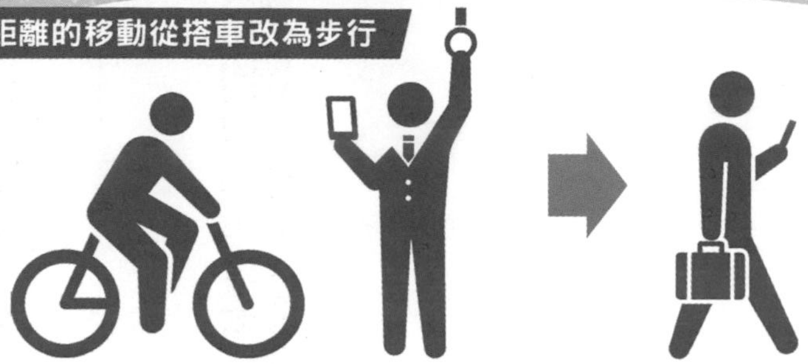

只要是步行30分鐘以內的距離，就儘量不要搭車，改成走路吧！至於長距離的移動，如果可行，也可以騎自行車代替捷運或巴士。

在不勉強自己的情況下爬樓梯

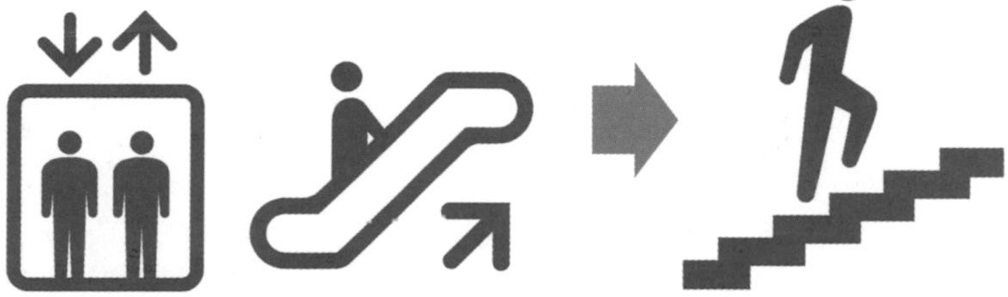

捨棄平常依賴成性的電梯和手扶梯，改成爬樓梯也是很好的運動。不過，如果覺得膝蓋發疼，就絕對不要勉強。

利用這些場合「邊做事邊運動」！

刷牙時不忘做踮腳尖的動作；看電視的時候，可以同時拉筋或舉啞鈴。甚至在掃地的時候，可以順便做手臂運動等。日常生活中有許多場合，都很適合順便做一些小運動。

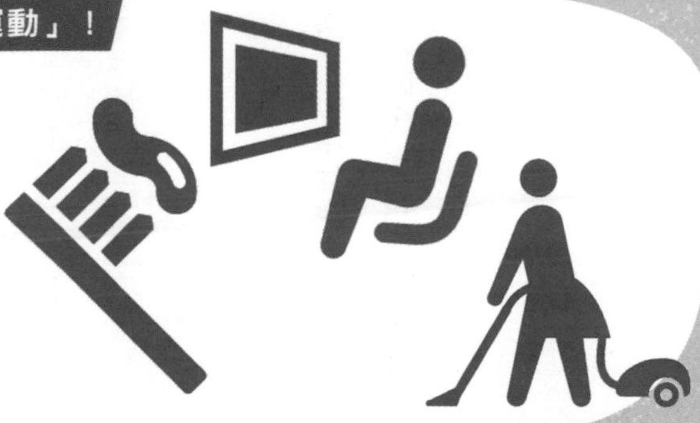

讓脂肪不斷燃燒！鍛鍊肌肉以提升基礎代謝

◎肌肉愈少的人愈容易發胖

　第20頁已經介紹了基礎代謝。所謂的基礎代謝，就是人在安靜的狀態下，為了維續生命活動所需要的最低限度的熱量。據說30～40幾歲男性的平均基礎代謝量是1500kcal，女性是1100kcal。這個數字相當於這些年齡層的人平均一天消耗熱量的約60～70%。沒想到光是保持安靜不動的狀態，就需要消耗這麼多的熱量。

　基礎代謝也被稱為「年輕程度的指標」。年紀愈輕的人，基礎代謝率愈高，即使只是躺著睡覺，也不斷消耗熱量。但是，基礎代謝率會隨著年紀的增長下降，所以一直維持和年輕時同樣的飲食生活，豈有不發胖的道理。話說回來，難道人一到中年，就只能過著粗茶淡飯的日子嗎？那倒也未必，因為基礎代謝可以透過鍛鍊肌肉而提升。

　我們的身體藉由肌肉的收縮，得以進行各種活動和維持姿勢。**把肌肉鍛鍊得粗壯碩大，意味著需要消耗的能量增加，基礎代謝率也跟著提升。**相反地，肌肉量愈少的人，基礎代謝量愈低，也愈容易發胖。為了提高減重的效率，請依照自己的年齡，增加適量的肌肉以提升基礎代謝吧！

基礎代謝是人為了維持生命所需最低限度的熱量

所謂的基礎代謝，就是為了維續生命所需最低限度的熱量。據說占了1日消耗總熱量的60～70%。因為我們即使只是躺著睡覺，維持姿勢和保持內臟的運作都需要消耗熱量。基礎代謝量的計算公式如下。

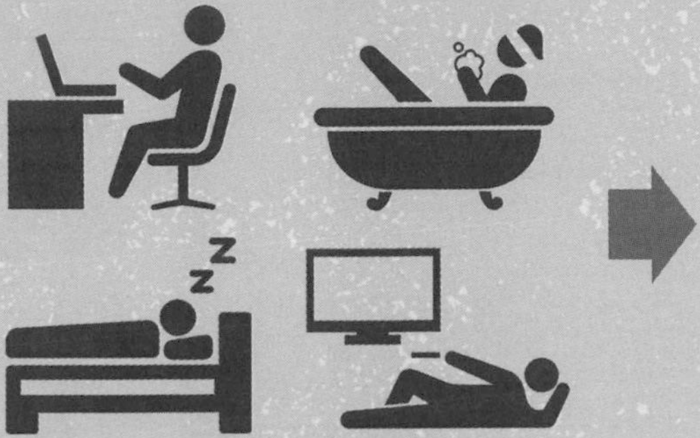

即使什麼都不做
（沒有特別做什麼事情），
隨時會消耗的熱量

||

基礎代謝

基礎代謝量的算法

男性

66＋13.7×體重(kg)＋5.0×身高(cm)－6.8×年齡＝基礎代謝量

女性

66＋9.6×體重(kg)＋1.7×身高(cm)－7.0×年齡＝基礎代謝量

例）30歲男性 身高175cm、體重70kg，計算公式：
66＋（13.7×70）＋（5.0×175）－（6.8×30）＝1696kcal

只靠飲食限制的減重，不會成功的原因

只靠飲食限制的減重方式，特徵是飲食誘導性代謝常會跟著基礎代謝一起下降。除了限制飲食，也要同時養成運動的習慣，鍛鍊肌肉以提升代謝，藉以提高消耗熱量的效率，這樣就能更有效率地達成減重的目標。

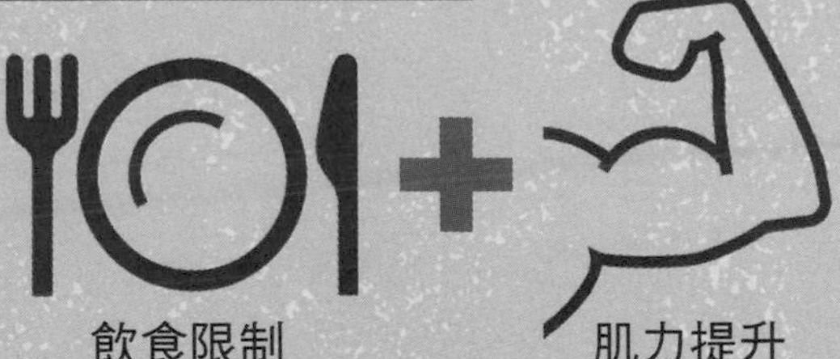

飲食限制　　肌力提升

→ 減重變得更有效率

強度達到讓呼吸變得急促的運動，降低體脂肪的效果更好！

◎以每天散步30分鐘為目標

第102頁已經推薦各位為了增加體力，最好在日常的動作中導入輕微的運動。如果養成習慣已進行了1個月左右，各位差不多可進入下一個階段了。

接下來，要做的運動有別於之前的「順便運動」「邊做邊運動」。而是**抽出一段專屬運動的時間，做些很簡單的運動。**至於運動的強度、內容和頻率，請各位依照自己的體力和身體狀況調整。如果1天運動的總時間超過1小時，就算達標，不必再勉強自己。相反地，如果連30分鐘都不到，最好進行全身的拉筋運動或散步，讓身體稍微活動吧！**時間大約是30分鐘，最理想的運動強度是呼吸變得稍微急促，而且也出汗了。**習慣早起的人，不妨試試收音機體操。適度的運動量讓全身的每一處都有機會活動，目的在於讓剛睡醒還僵硬的肌肉，透過動態拉筋得到放鬆。

一開始即使每週只有運動1～2天也沒關係。等到身體慢慢習慣運動了，就逐漸增加次數，終極目標是養成1天30分鐘、每週5天的運動習慣。只要養成運動的習慣，相信各位一定會看到體脂肪的數字節節下降，而且也感受到體力的提升。

第一步是掌握自己的運動量

平常完全沒有運動的人……

當務之急是讓身體動起來。30分鐘左右的散步、洗澡前的全身拉筋都不錯。可以早起的人不妨試試收音機體操。

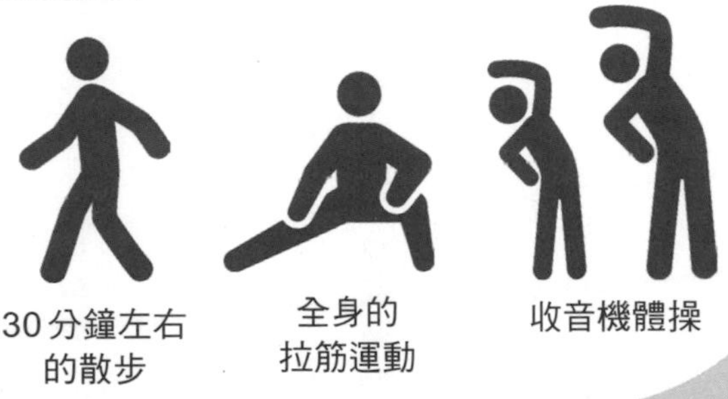
30分鐘左右
的散步
全身的
拉筋運動
收音機體操

養成運動習慣的三大收穫

養成1天30分鐘、每週5天的運動習慣，不但可以降低體脂肪，還有增加體力和紓解壓力的效果。運動的強度不必太強，只要稍微出點汗就綽綽有餘了，最重要的是養成運動的習慣。

減少體脂肪
消除壓力
增強體力

即使只有短短5分鐘也沒關係，運動的重點是總計時間！

◎重要的是一天的總運動量

我想一定有不少人平日忙於工作或家務，很難抽出一段完整的時間運動。那麼，如果只能擠出零碎時間運動，是否也看得到減重的效果呢？

透過有氧運動讓體脂肪分解、消耗，根據一般說法是運動開始的15～20分鐘以後。**原因是透過運動一口氣增加了消耗熱量，身體會優先使用能快速提供能量的肝醣。**直到肝醣在15～20分鐘後消耗殆盡，這才開始正式消耗脂肪。或許各位看到這裡，會以為只有短短5～10分鐘的運動，大概沒辦法消除脂肪吧，但事實並非如此。

雖然運動時肝醣是優先消耗的能量源，但畢竟只是「優先」使用，並不是完全不會消耗脂肪。在消耗肝醣的同時也會消耗脂肪，只是在肝醣快要被消耗殆盡時，脂肪的消耗量會出現逆轉，後來居上。總而言之，**即使1次的運動時間很短，多少還是會消耗一些脂肪。另外，值得慶幸的是，有氧運動不論是一次完成，還是分幾次完成，只要總計的運動時間和強度相同，所消耗的熱量幾乎完全相同。**所以就算一次只能短短運動幾分鐘也好，因為最後的結果取決於總計時間。

運動中的能量消耗以肝醣為優先

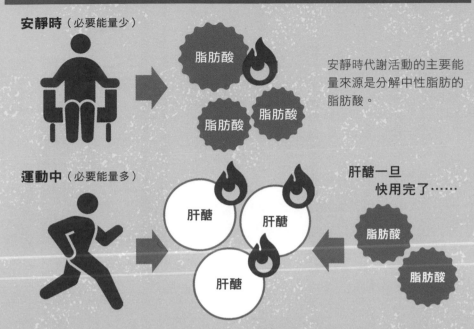

安靜時代謝活動的主要能量來源是分解中性脂肪的脂肪酸。

所需的能量急速增加時，能快速為人體使用的肝醣會優先被消耗。等到肝醣快要見底，就會開始消耗脂肪酸。

脂肪要等到運動20分鐘以後才會開始燃燒嗎？

運動中優先能量消耗的來源是肝醣，所以，一般的說法是「脂肪要等到運動20分鐘以後才會開始燃燒」，但這只是大概的標準。再者，肝醣畢竟只是「優先」消耗，所以並不是完全不會消耗脂肪。不論是一口氣做完運動，還是分次完成，只要總計的運動時間和強度相同，兩者所消耗的脂肪幾乎沒有太大的差異。

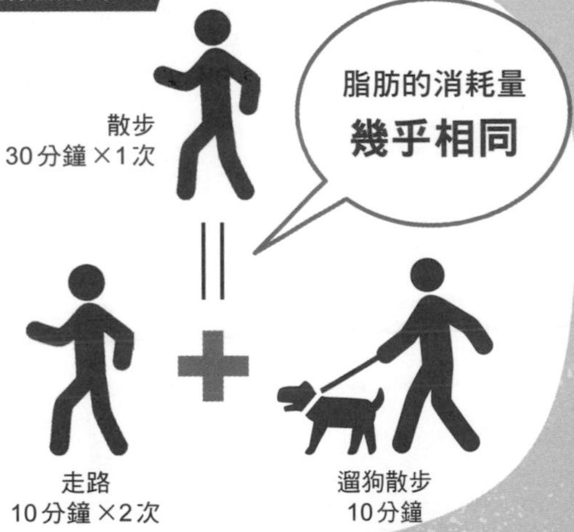

走走路也OK！選擇輕鬆方便的運動

◎選擇輕鬆能夠長久持續的運動

就算以少時間分次的方式進行，只要養成固定從事有氧運動的習慣，一定能甩開囤積在體內的脂肪。不過，該選擇什麼樣的運動呢？

左頁為了運動新手列出能夠輕鬆上手的熱門有氧運動。**說到其中難度最低，而且只要想到就可以立刻進行的首推走路。**只要備齊適合運動的鞋子和服裝就OK了，不需要特別的配備。走路的另一項優點是速度和距離都可以依照自己的情況調整。重點是不要心不在焉，而是手腳都要大幅邁開與擺動，並且意識到「用全身在走」。

游泳也是值得推薦的全身運動。水中的阻力更大，又是全身運動，即使只游了短暫的時間，運動效率還是很高。**另一項優點是對膝蓋不會造成負擔。如果改成水中走路，對上了年紀且下半身無力的人也沒問題。不過有一點要注意的是，消耗的熱量和泳技的高低成反比，意即愈會游泳的人，消耗的熱量愈少。**

運動的最大關鍵在於能夠樂在其中、持之以恆。如果運動的地點離家很遠，必須舟車勞頓，對身心都會造成負擔，難以持續。只有3分鐘熱度的人，不妨邀請家人或朋友一起運動。擁有共同目標的夥伴，能夠增添更多的樂趣與動力。

主要的有氧運動與其效果

走路

走路的優點是只要想到就可以立刻執行。不需要特別的器材或環境，就能展開全身的運動，非常方便。找家人和朋友加入健走的行列，是持之以恆的訣竅。

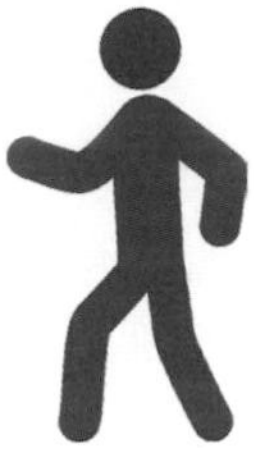

方便度	◎
環境、設備	◎
持續的難易度	○
運動量	△
評價	◎

騎自行車

騎自行車是一種可以享受暢快感的有氧運動。如果可以，最好在自行車專用道等廣闊平坦的路上騎車。不過，騎自行車的訓練偏重在下半身。

方便度	○
環境、設備	△
持續的難易度	○
運動量	△
評價	○

游泳

需要設備和往返場地的時間，但游泳的優點是運動效率高，而且是不會對腰腿造成負擔的全身運動。推薦不擅長游泳的人和高齡者，可以利用水的阻力和浮力，進行水中散步。

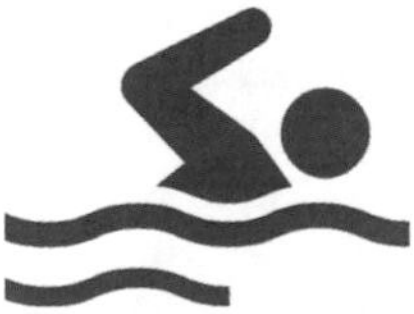

方便度	△
環境、設備	△
持續的難易度	△
運動量	◎
評價	○

舞蹈

最大的優點是讓運動變成一種享受。參加舞蹈班或舞蹈社團，可以結識同好，相信也會成為持之以恆的動力之一。至於舞蹈的運動量則因種類而異。

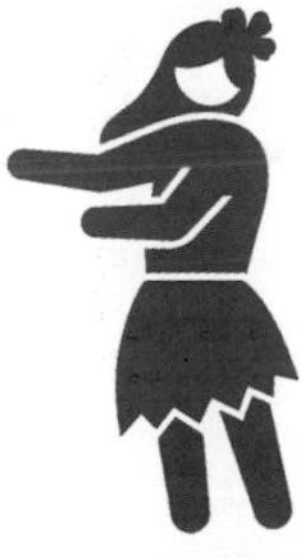

方便度	△
環境、設備	△
持續的難易度	○
運動量	○
評價	○

吃力的運動只會造成反效果，按照自己的步調持之以恆才能帶來最大的效果

◎運動也要講究方法是否「正確」

不知道有沒有人在運動的時候或運動之後，曾經覺得身體不舒服或關節等處出現疼痛呢？有過上述經驗的人，可能是採用錯誤的方式運動，或者對運動的認知有偏差。

本書推薦的運動，最終目的都是在於以健康的方式消除多餘的體脂肪，並不是鼓吹各位投入重訓鍛鍊肌肉，或者以運動員為目標。**只要各位依照自己的體力和肌力、當天的身體狀況，確保隔天不會有疲勞感殘留，好好運動就可以了。**運動是為了自己的健康，並不是為了應付主管的交代，所以途中如果覺得身體不舒服，或者哪裡感到疼痛，請當場停下來。不必想著「才開始運動沒幾天」而勉強自己。另外，**運動前也要確實做好暖身操，運動結束後也別忘了做好伸展運動和按摩。這麼做不但能預防肌肉和關節出狀況，也能夠快速消除疲勞。**

不知道該做什麼運動好的人，請先計算自己安靜時1分鐘的心跳次數。接著依照左頁的算法，算出進行減重運動時的目標心跳次數。這樣在運動時，就可以依照這個標準調整運動的強度。

何謂正確的運動？

確實做好運動前後的暖身操和收操

運動前一定要做好暖身操。如果直接運動，不但對心臟和關節會造成負擔，也可能讓身體受傷。運動結束後不要馬上停下來，要慢慢地走走路或動動身體以調整呼吸。

身體不舒服的話立刻停止

運動時如果覺得身體發生異常或感到疼痛，請當場停止運動。運動是為了維持身體健康，但要是因此危害身體就得不償失了。休息了一段時間如果還是不見好轉，請立刻就醫吧！

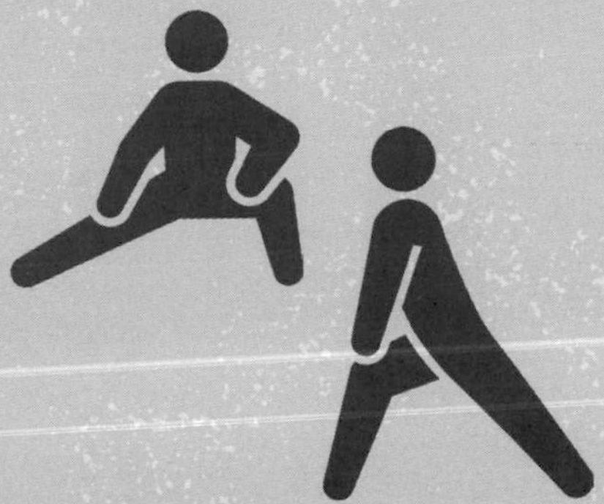

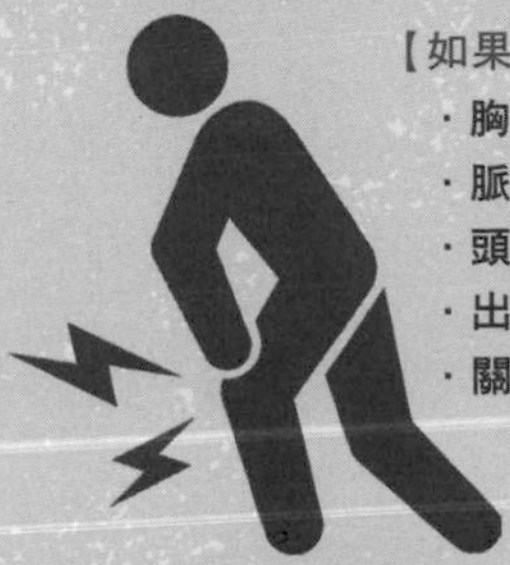

【如果出現下列症狀要注意！】

- 胸口悶和呼吸急促
- 脈搏快得異常
- 頭暈目眩、想吐
- 出冷汗
- 關節疼痛

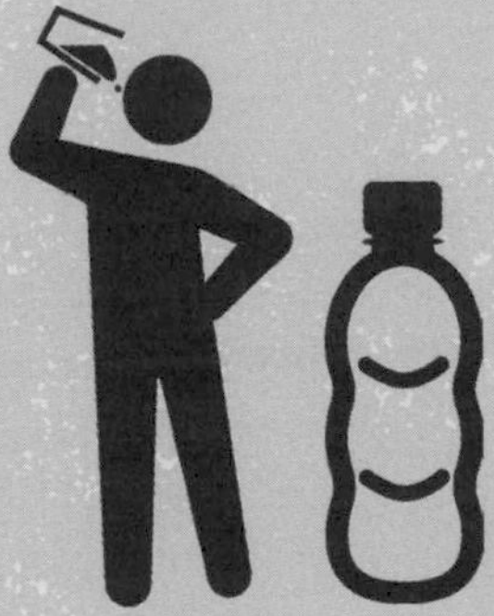

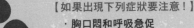

喉嚨渴了就補充水分

運動時如果覺得喉嚨乾渴，表示身體可能快出現脫水症狀，請立刻補充水分。尤其是氣溫高的日子，如果忍耐不喝水，很可能導致中暑，建議運動時隨身攜帶水瓶。

從心跳次數可掌握運動強度是否適當

以減輕體脂肪為目的的運動強度，可依照下列公式算出。調整運動強度時，只要讓心跳次數不要超過此目標心跳數就好了。可利用智慧手環等可測量心跳的裝備，讓運動的效果更好。

（220－年齡－安靜時心跳次數）×60%＋安靜時心跳次數
＝目標心跳次數

隨時隨地都能做！利用超簡單拉筋運動打造易瘦體質！

◎1次只要10秒的簡單拉筋

前面已經為各位介紹走路和跳舞等有氧運動有燃燒脂肪的效果。那麼，肌肉訓練等無氧運動的效果又是如何？以結論來說，**肌肉訓練會增加全身的肌肉量，因此基礎代謝也會跟著提升，所以對於降低體脂肪當然具備明顯的效果**。這也是推薦各位在家中進行的運動法。

肌肉訓練可分為兩大類，第一種是大家熟知的伏地挺身和仰臥起坐等持續往返運動的「等張訓練」；另一種是不改變姿勢，只往單一方向推或拉的「等長訓練」。**後者即使1次只做10～60秒也有效果**。而且不需要寬闊的場地或特殊的器材。特徵是不容易產生肌肉痠痛和關節疼痛，可以邊看電視邊做，或者利用泡澡的時候進行。

左頁介紹的是依照各身體部位分類，基本的等張和等長的訓練方法。這些運動的重點在於「全力以赴」。舉例來說，進行雙手手掌貼合緊閉的運動時，在目標時間的10秒內，左右手請務必盡全力緊緊貼合，重點是要出力到手臂的肌肉微微顫抖的程度。肌肉可以透過這個在瞬間發揮最大肌力的動作得到鍛鍊。

透過哪些簡單的等長訓練可以正確運動？

【手臂、背部】將手臂往左右拉的運動

雙手於胸前將兩手指間相互牽引、左右拉伸。上手臂出力的話效果愈好。

【背部】拉毛巾運動

兩腳踩著毛巾的中央，雙手握住毛巾的兩端拉起來。這是為了鍛鍊背部肌肉和腰部的運動。

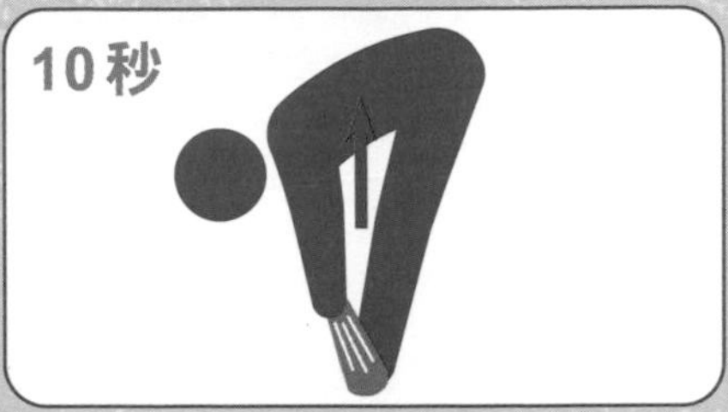

【胸部】手掌貼平運動

在胸前擺出合掌的姿勢，左右手用力互推。這個運動可鍛鍊整個胸部的肌肉。

【下腹部】伸展腹肌的運動

坐在沒有靠背的椅子上，慢慢地將上半身往後仰。做的時候記得讓下腹部的肌肉出力。

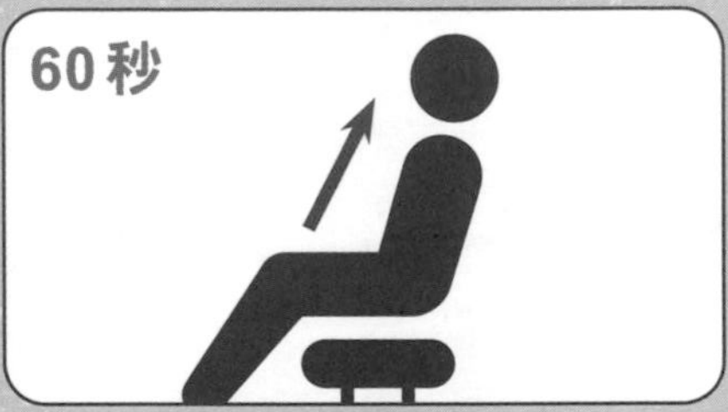

【腳】腳掌互推運動

坐在地板上，貼合雙腿的腳掌互推。這個運動主要能強化大腿和小腿的肌力。

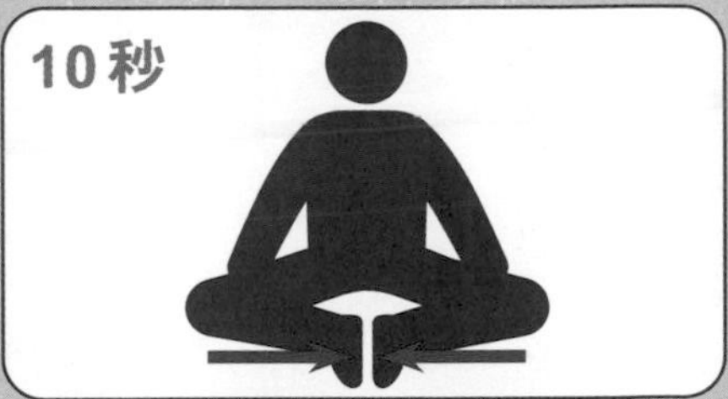

【臀部】腳底推牆壁運動

站在牆壁前，用單腳直直地推向牆壁。重點是做的時候要記得讓臀部出力。

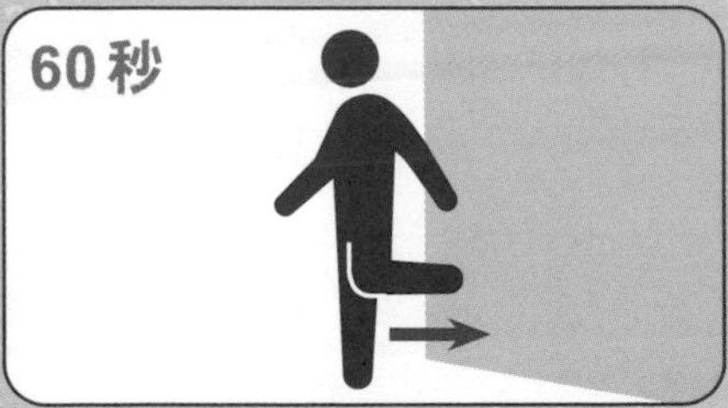

勤於補充水分，做出最好的表現

◎補充水分可提升運動效率

若是盛夏的酷熱時期，人光是站著也會流汗。尤其是女性，在意脫妝或汗臭味的人應該不在少數，甚至有些人還會覺得「如果能不流汗就太好了」。**雖然流汗帶來的困擾不少，不過流汗本身擔負著調節體溫的重責大任。**

人體的體溫一隨著運動或高溫等因素上升，體內的水分會化為汗水，排出體外以達到散熱目的。另外，體表冒出的汗水蒸發時所產生的汽化熱，也會使體溫下降，以免身體因中暑等受到危害。

汗水的源頭是血液中的水分，但不包含礦物質等。**如果流了很多汗，意味著血液的濃度跟著提高，如此一來，氧氣和老舊廢物的運送將出現障礙，也可能引起頭暈目眩、想吐、意識不清等症狀。**為了避免上述的症狀出現，請各位切記要補充水分。尤其在運動時，流汗量更是超乎想像，若是等到自己覺得「喉嚨好渴」，表示脫水症狀很可能已經產生了。**記得運動時，每10分鐘就要補充水分，就算只喝1口都好。**另外，在運動30分鐘前補充水分，除了可預防脫水，也有提高運動效率的作用。

流汗為的是控制身體的機能

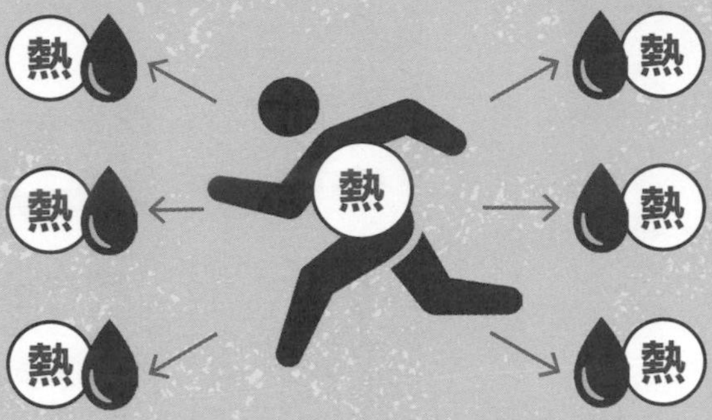

當水分量不足時……

- 運動能力逐漸下降。
- 血液循環變差，運送氧氣和老舊廢物的能力下降。
- 停止流汗，無法發揮調節體溫的功能。
- 如果情況嚴重會產生想吐、頭暈目眩、意識模糊等症狀。

透過運動體內產生的熱能經由汗水釋放，而汗水蒸發時產生的汽化熱會使體溫下降。當然，這時體內的水分量會隨著流汗量減少。

運動前要補充水分，運動中也要勤加補充

運動前 **在30分鐘～1小時前先補充水分吧　200～500ml**

運動前要補充水分，但最晚不要超過運動前30分鐘。如果快要運動才喝水，胃部會變得沉重，甚至有可能引發腹痛。高糖分的飲料有可能會造成血糖急速下降，所以NG。

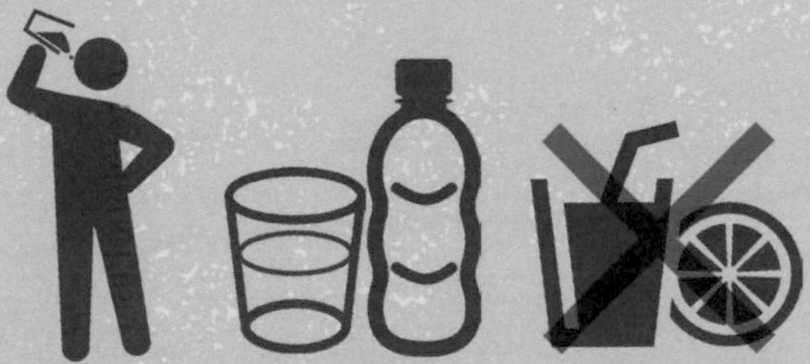

運動中 **在喉嚨乾渴之前勤加補充　每10分鐘補充200ml**

每10～15分鐘補充一次水分，重點是在喉嚨覺得乾渴之前先喝。補充的頻率和分量可依照運動的強度和體格自行調整。

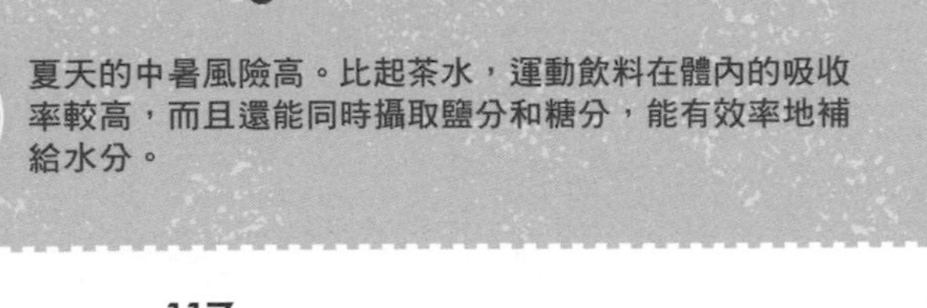

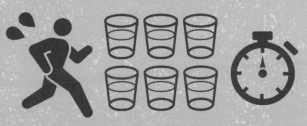

為了預防中暑，選擇運動飲料。

夏天的中暑風險高。比起茶水，運動飲料在體內的吸收率較高，而且還能同時攝取鹽分和糖分，能有效率地補給水分。

胺基酸飲料有燃燒中性脂肪的效果

◎光喝沒有效果嗎？

標榜著「有助燃燒體脂肪」「減重好幫手」的胺基酸飲料，近年來備受減重者的歡迎。

胺基酸除了可消除運動後的疲勞，對於因為激烈的訓練而受傷的肌肉，也能發揮修復的作用。主要用於運動界，而且使用的歷史悠久。直到最近才被證實攝取胺基酸可促進燃燒脂肪的酵素——脂酶得到活化。其機制如左頁的圖解，**胺基酸活化了脂酶，分解了囤積在體內的中性脂肪。這個時候形成的游離脂肪酸，就會在運動時被當作能量消耗。**我想，不說各位也知道，光喝胺基酸飲料沒有效果，還要搭配運動才行。如果不配合運動，別說減重了，沒有被消耗的游離脂肪酸，最後會被送到肝臟，恢復成中性脂肪。換句話說，如果沒有靠運動把游離脂肪酸消耗完畢，飲用胺基酸飲料等於白白多攝取了糖分。

另外要注意的是，一般在超商販賣的胺基酸飲料，醣分大多相當驚人。其實，從雞胸肉、豬里肌肉、黃豆製品等也能攝取胺基酸，建議各位不妨利用這些食材。

利用胺基酸燃燒脂肪的機制

①攝取胺基酸

從運動飲料或營養補給食品攝取胺基酸。

②脂酶得到活化

藉由胺基酸讓燃燒脂肪的脂酶得到活化。

③分解中性脂肪

活化的脂酶分解囤積在體內的中性脂肪。

④游離脂肪酸進入血液

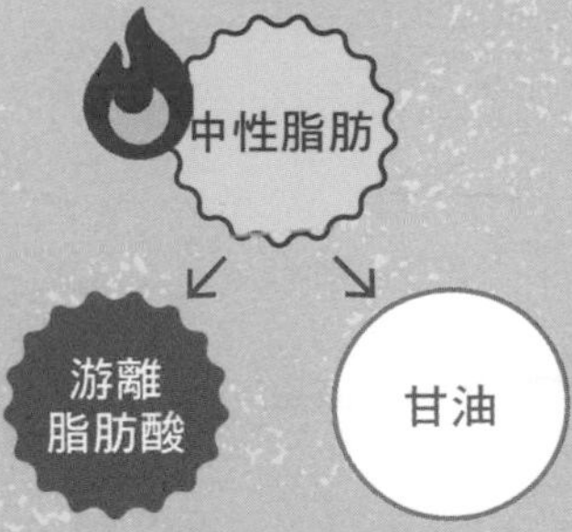

被分解的脂肪酸被送到血液。

⑤藉由運動轉換為能量

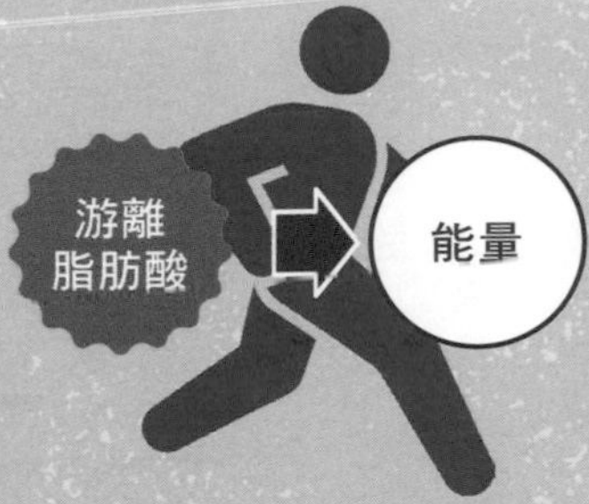

藉由運動，游離脂肪酸被送到肌肉，轉為能量。

為什麼只攝取胺基酸瘦不了？

胺基酸會使中性脂肪易於燃燒，但是只攝取胺基酸，無法減輕體脂肪。不僅如此，如果沒有藉由運動將游離脂肪酸消耗殆盡，又會恢復成中性脂肪，必須特別注意。

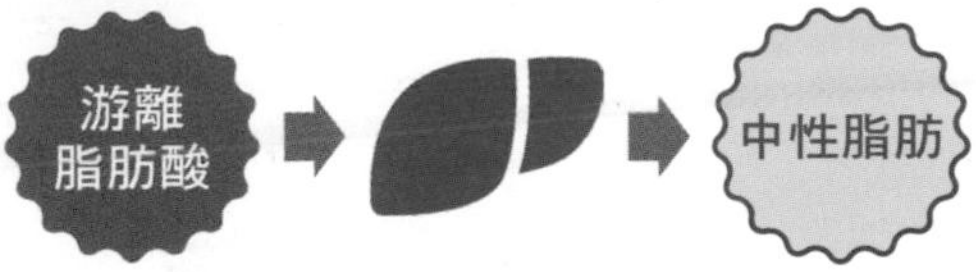

沒有被消耗的游離脂肪酸，會被送到肝臟，恢復成中性脂肪。

「流汗」＝「瘦下來」只是幻想

◎運動流汗自有其意義

運動流汗，和泡澡或洗三溫暖流汗，基本上是完全不能相提並論的事。如果只看流汗這項生理現象，兩者倒是相同，但從減重的觀點來看，**藉由泡澡或洗三溫暖流了滿身大汗，就算體重一時減輕了，那也不過是體內的水分量暫時減少所致，不像運動能夠減輕體脂肪。**

話說回來，人就算不特地做運動，一天大約也會流500cc左右的汗。如果汗流得更多，尿量和排尿的次數都會減少，所以整體排出的水分量不會有太大的差異。體內的老舊廢物可以藉由流汗一起排出體外，對身體來說當然是好事，但如同第116頁所介紹的，體內的水分量如果顯著下降，有可能會引起脫水症狀。所以，只要流汗了，請確實補充水分。

順帶一提，**如果汗味非常鹹，摸起來又黏答答的，有可能是分泌汗水的「汗腺」沒有正常運作。**建議流這種「惡汗」的人，不妨好好利用泡澡和三溫暖，讓身體定期暢快地流汗，長久下來，應該能慢慢改善汗腺的功能。這種「惡汗」也是體臭的元凶，所以一定好好處理。

「流汗」≠「瘦下來」

光是流汗瘦不了

透過泡澡或三溫暖，而非運動的方式流了大量的汗水，即使體重一時減輕，但體脂肪還是原封不動，所以實際上完全沒有變瘦。當然，只要補充了水分，體重就會恢復。

流汗量的多寡因人而異

每個人的流汗量都不一樣，據説和分泌汗水的汗腺數量呈正比。有研究結果顯示，除了體重超過標準體重的人，男性也比女性容易流汗。

汗分為「好汗」與「惡汗 」

汗味很鹹，質地黏膩，乾了以後會發出異味的人，可能流的是「惡汗」。汗水的成分原本有99％是水，但是汗腺若無法正常運作，礦物質和鹽分也可能一起排出。「惡汗」的原因是代謝機能減退，所以為了鍛鍊汗腺，建議透過運動或泡澡，讓身體定期大量出汗。

【惡汗】		【好汗】
黏答答	⇔	質地清爽
有異味	⇔	聞起來不臭
鹹味重	⇔	沒有鹹味
不容易蒸發	⇔	容易蒸發

早睡早起有益減重的理由

◎早睡早起才是減重的捷徑

相信各位都有過這樣的經驗：熬夜熬到很晚還沒睡，結果肚子餓了，很想來碗泡麵，或者忍不住在家中翻箱倒櫃，看看有沒有甜食或點心可以充飢。晚餐過了5～6小時以後，已經完全消化，胃中空無一物，所以**半夜當然會感覺飢腸轆轆。但是，如果打算再1～2個小時就要睡覺，這個時候絕對不可以吃宵夜。**如果屈於誘惑，那麼吃下的宵夜將原封不動地轉為脂肪。

想吃又不能吃，怎麼辦呢？話說回來，半夜肚子餓的起因是熬夜，所以只要不晚睡就好了。舉例來說，假設晚上8點吃了晚餐，那只要趕在12點左右上床睡覺，睡前就不會覺得肚子餓了。另外，**每天讓自己睡滿8個小時，不但有助消除疲勞和紓解壓力，而且也不必擔心自己被這個原因害得暴飲暴食了。**

根據某項實驗的結果，平均睡眠時間較短的人和一般人相比，刺激食慾的荷爾蒙——飢餓素的分泌量較多；相反地，抑制食慾的荷爾蒙——瘦蛋白的分泌量較少。睡眠時間短的人，一整天的活動時間比別人長，就身體而言是非常正常的反應。但是，如果才吃完東西就要睡覺，會胖也是理所當然。

規律的生活能抑制肥胖

規律的生活作息與充足的睡眠，能使副交感神經保持正常的作用。身心皆處於放鬆的狀態下，不必擔心會有疲勞、壓力和睡眠不足的問題引起暴飲暴食。

睡前的宵夜、點心絕對不能吃！

半夜肚子餓是很正常的事，但如果屈於誘惑，忍不住吃了宵夜或小酌兩杯，吃下的東西會原封不動地轉為脂肪。睡前3小時前絕對不能進食，有心減重的人，沒事最好不要熬夜，養成在空腹前上床就寢的習慣很重要。

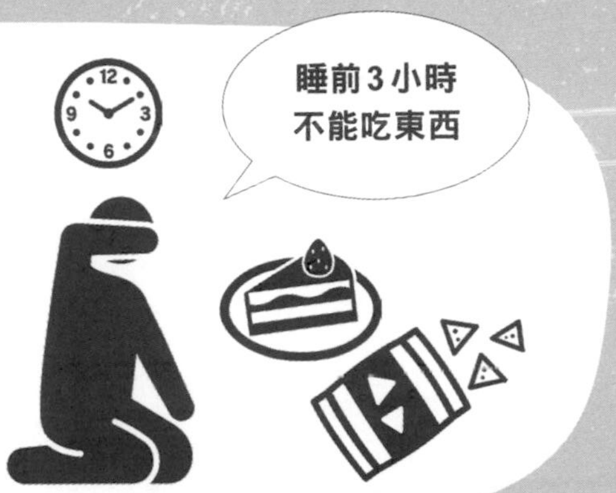

睡眠時間愈短的人愈容易發胖

有研究結果顯示，肥胖的程度會受到睡眠時間的影響。平均睡眠時間5小時的人，和睡眠時間8小時的人相比刺激食慾的荷爾蒙—飢餓素的分泌量多了15%，而抑制食慾的荷爾蒙—瘦蛋白的分泌量也少了15%。總而言之，因為醒著的時間長，身體需要的能量也跟著增加。

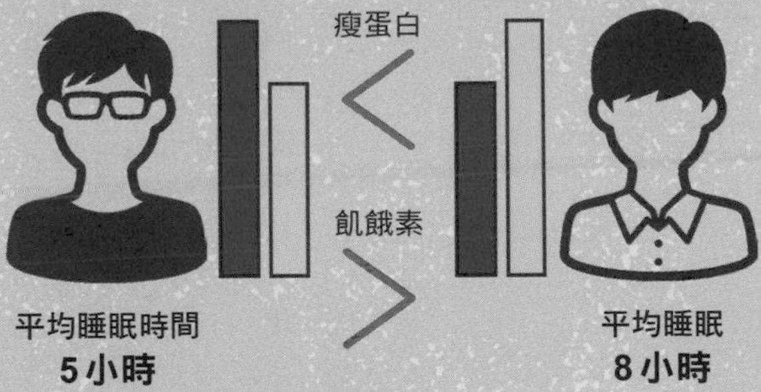

「戒了菸會怕胖」的說法只對了一半

◎抽菸對減重而言是最致命的打擊

從成功戒菸者的經驗談中，最常聽到的說法是「我覺得飯吃起來比以前好吃，所以胖了好幾公斤」。有關味覺因抽菸的習慣而產生變化，說法不一，且程度也因人而異。不過，關於抽菸對人體的影響，相信一般人都不陌生，同時，抽菸對減重也完全無法發揮正面的效益。

以體脂肪為例，**抽菸會使中性脂肪增加，但男性荷爾蒙會減少**。男性荷爾蒙有抑制脂肪累積的作用，如果減少了，必定將隨之增加的中性脂肪轉為內臟脂肪，囤積於體內。不僅如此，**抽菸會強化胰島素的作用，使能夠燃燒脂肪的脂聯素大幅減少**。常常抽菸的人，需要特別注意自己可能會陷入脂聯素慢性不足的情況。

抽菸對身體有百害而無一益，為了健康，最好能及早戒除。但是，有不少人為了戒菸而壓力上身，暴飲暴食便成了宣洩壓力的出口，卻也是不爭的事實。本書雖然不支持「戒了菸會怕胖」的說法，但也無法斬釘截鐵地說沒有這回事。

抽菸有百害而無一益！

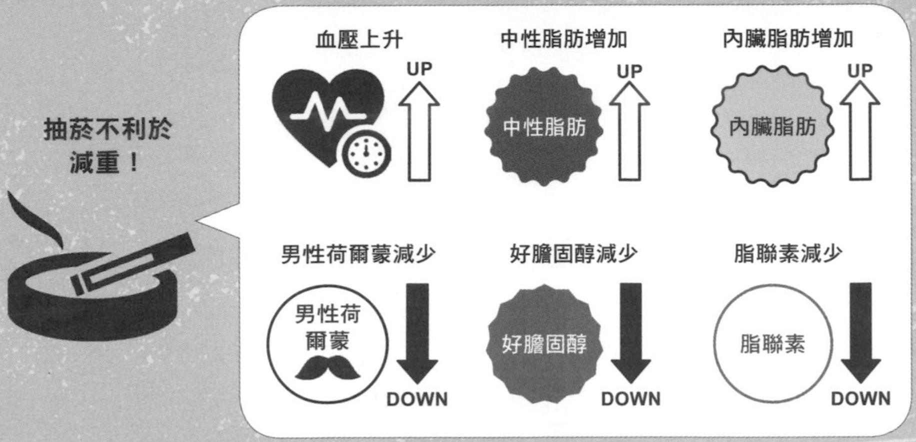

加熱式香菸和電子菸都有害身體嗎？

有人說加熱式香菸和傳統的紙菸相比，對人體的危害較小，但是兩者的基本原理都是燃燒菸葉以萃取尼古丁，所以危險性應該沒有差別。另外，含有尼古丁的電子菸並未在日本國內流通（以2019年7月的時間點來說），數據顯示其他對健康造成影響的物質含有量僅有微量。

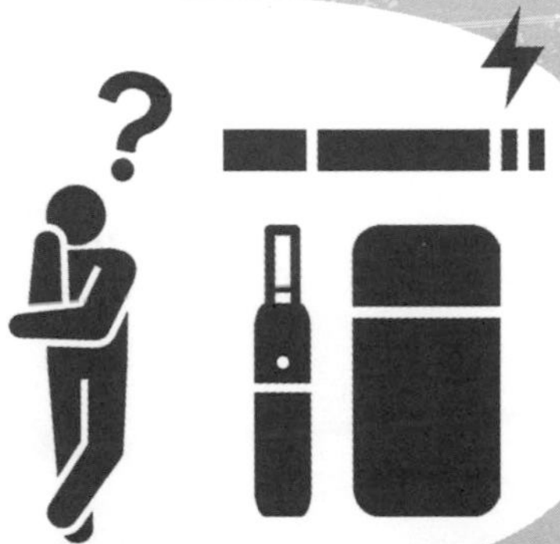

「戒了菸會變胖」的說法是真的嗎？

因為耐不住戒菸的壓力而暴飲暴食，或者嘴饞而忍不住一直吃東西，導致發胖的人似乎不在少數。但這是自制力的問題，如同上述，只要想到長期抽菸對健康所產生的負面影響更嚴重，就能夠痛定思痛，向香菸說不了。

第 4 章的重點

在每天做的動作中
加入運動的要素

P.102～103

從強度只會讓呼吸稍喘的運動做起

P.106～107

讓自己覺得吃力的運動，
有可能造成反效果。

P.112～113

隨時隨地能進行的輕度拉筋訓練
可提高基礎代謝

P.114～115

必須掌握正確的知識，
減重才能事半功倍。

P.116～125

養成定期運動的習慣，能夠讓囤積於體內的脂肪確實減少。另外，體力增強使基礎代謝提升後，消耗的熱量也會跟著增加，所以即使食量不變，身體也不容易囤積脂肪。

減重記錄

DATE

月　日

體重：　kg

體脂肪率：　%

排便：　有、無

睡眠時間：　小時

●飲食記錄

	菜色	摘要
早餐		
午餐		
晚餐		
點心		

●運動記錄

時間	內容	摘要
～		
～		
～		

筆記欄（請寫下身體狀況、一整天做了什麼、新發現等。）

※請影印重複使用。

國家圖書館出版品預行編目（CIP）資料

體脂肪：全面認識「體脂肪」,從飲食、運動打擊頑強脂肪！
／土田隆著；藍嘉楹譯.
-- 初版. -- 臺中市：晨星, 2021.07
面； 公分. --（知的！；176）

譯自：眠れなくなるほど面白い 図解 体脂肪の話

ISBN 978-986-5582-68-5（平裝）

1.減重 2.健康飲食 3.運動健康

411.94 110006422

知的！176

體脂肪：

全面認識「體脂肪」，從飲食、運動打擊頑強脂肪！

眠れなくなるほど面白い 図解 体脂肪の話

填回函，送Ecoupon

作者 土田隆
內文設計 寒水久美子
內文圖版 內田睦美
譯者 藍嘉楹
編輯 吳雨書
校對 吳雨書、柯政舟
封面設計 陳語萱
美術設計 黃偵瑜

創辦人 陳銘民
發行所 晨星出版有限公司
407台中市西屯區工業30路1號1樓
TEL:（04）23595820 FAX:（04）23550581
E-mail：service@morningstar.com.tw
http://www.morningstar.com.tw
行政院新聞局局版台業字第2500號
法律顧問 陳思成律師
初版 西元2021年7月15日 初版1刷

讀者服務專線 TEL:（02）23672044 /（04）23595819#230
讀者傳真專線 FAX:（02）23635741 /（04）23595493
讀者專用信箱 service@morningstar.com.tw
網路書店 http://www.morningstar.com.tw
郵政劃撥 15060393（知己圖書股份有限公司）

印刷 上好印刷股份有限公司

定價350元

（缺頁或破損的書，請寄回更換）

ISBN 978-986-5582-68-5
"NEMURENAKUNARUHODO OMOSHIROI ZUKAI TAISHIBO NO HANASHI"
supervised by Takashi Tsuchida

First published in Japan by NIHONBUNGEISHA Co., Ltd., Tokyo

This Traditional Chinese edition is published by arrangement with NIHONBUNGEISHA Co., Ltd., Tokyo in care of Tuttle-Mori Agency, Inc., Tokyo through Future View Technology Ltd., Taipei.